MONIKA EMPL  PETRA SPILLE  SONJA LÖSER

# INTROVISION
## BEI KOPFSCHMERZEN UND MIGRÄNE

MONIKA EMPL · PETRA SPILLE · SONJA LÖSER

# INTROVISION BEI KOPFSCHMERZEN UND MIGRÄNE

### DIE INNOVATIVE METHODE ZUR SELBSTHILFE

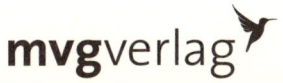

**Bibliografische Information der Deutschen Nationalbibliothek**
Die Deutsche Nationalbibliothek verzeichnet diese Publikation in der Deutschen Nationalbibliografie.
Detaillierte bibliografische Daten sind im Internet über http://dnb.d-nb.de abrufbar.

**Für Fragen und Anregungen:**
info@mvg-verlag.de

Originalausgabe, 1. Auflage 2017

© 2017 by mvg Verlag, ein Imprint der Münchner Verlagsgruppe GmbH,
Nymphenburger Straße 86
D-80636 München
Tel.: 089 651285-0
Fax: 089 652096

Alle Rechte, insbesondere das Recht der Vervielfältigung und Verbreitung sowie der Übersetzung, vorbehalten. Kein Teil des Werkes darf in irgendeiner Form (durch Fotokopie, Mikrofilm oder ein anderes Verfahren) ohne schriftliche Genehmigung des Verlages reproduziert oder unter Verwendung elektronischer Systeme gespeichert, verarbeitet, vervielfältigt oder verbreitet werden.

Redaktion: Matthias Michel
Umschlaggestaltung: Manuela Amode
Umschlagabbildung: Shutterstock/PhotoMediaGroup
Abbildungen im Innenteil: S. 56/57: Sonja Löser 2017 with easel.ly; S. 71/72: Sonja Löser 2017; S. 129: Shutterstock/Alexey Blogoodf; S. 134: Shutterstock/Tefi, Shutterstock/Alila Medical Media
Satz: Satzwerk Huber, Germering
Druck: GGP Media GmbH, Pößneck
Printed in Germany

ISBN Print 978-3-86882-776-7
ISBN E-Book (PDF) 978-3-96121-011-4
ISBN E-Book (EPUB, Mobi) 978-3-96121-012-1

Weitere Informationen zum Verlag finden Sie unter

*www.mvg-verlag.de*

Beachten Sie auch unsere weiteren Verlage unter www.m-vg.de.

# Inhalt

**Vorwort** .................................................... 11

**Einleitung: Warum Introvision bei Kopfschmerzen?** ..... 15

Warum ein weiterer nicht-medikamentöser Behandlungsansatz? ..... 16
Theoretische Überlegungen ............................ 18
Warum gerade Introvision? ............................ 20

**Introvision: Die Kunst, innere Konflikte aufzulösen** ...... 21

Das Muss/Darf-Nicht-Syndrom ......................... 23
Die Folgen des Muss/Darf-Nicht-Syndroms .............. 24
Subjektive Imperative ................................ 26
Gewohnheiten erkennen und verändern ................ 27
Introvision bei Kopfschmerzen ........................ 29
Selbstbeobachtung mit dem Kopfschmerztagebuch ...... 31
Zusammenfassung: Sensibilisierung der Wahrnehmung .. 34
Die theoretischen Säulen der Introvision ............... 36
Woran erkennt man innere Konflikte? .................. 36
Bewusstseinsinhalte unter den subjektiven Imperativen .. 39
Konfliktumgehungsstrategien: Dem inneren Ausrufezeichen
(vorübergehend) entkommen .......................... 41
Wie kommt es zu einer Imperativverletzung und was passiert
dann im Bewusstsein? ................................ 44
Psychotonus: Wie geht es Ihrem Gemüt? ............... 47
Der Imperativverletzungskonflikt:
Wenn ein subjektiver Imperativ nicht eingehalten werden kann .. 49
Zusammenfassung: Die theoretischen Säulen .......... 51

**Konstatierendes Aufmerksames Wahrnehmen:
Wie man lernt, die Dinge zu sehen, wie sie sind** ......... 55

Exkurs: Was ist eigentlich Stress? ................................. 58
Wie lässt sich Gelassenheit trainieren?. ........................... 61
Imperative und Scheinriesen. ..................................... 62
Exkurs: Kopfschmerzen und Hypnose. .............................. 65
Erfahrungen mit dem Kopfschmerztagebuch ....................... 66
Konstatierendes Aufmerksames Wahrnehmen. .................... 68
Einige Überlegungen, bevor Sie mit den praktischen
Übungen anfangen ................................................ 77
Praktische KAW-Übungen ........................................ 80
Was kann sich durch die Anwendung des KAW verändern? .......... 95
Das Zentrum des Unangenehmen: mögliche Auslöser für
Kopfschmerzen und Migräne. ..................................... 102
Wenn Sie allein nicht weiterkommen. ............................. 106
Zusammenfassung ............................................... 109

**Kopfschmerzen aus medizinischer Sicht**. ................ 111

Diagnose: Migräne oder Spannungskopfschmerzen? ................ 111
Wie verbreitet sind Migräne und Spannungskopfschmerzen? ........ 116
Beeinträchtigung durch Migräne/Kopfschmerzen .................. 119
Forschungsstand ................................................. 120
Wie und warum entstehen Schmerzen? ........................... 121
Wie entsteht Migräne? ........................................... 125
Stand der Migräneforschung. ..................................... 126
Wie läuft eine Migräneattacke (wahrscheinlich) ab?. ............... 132
Wie entstehen Spannungskopfschmerzen? ........................ 141
Wie entsteht der Medikamentenübergebrauchskopfschmerz? ........ 142
Kopfschmerzbehandlung aus neurologischer Sicht ................. 146
Medikamentöse Attackenbehandlung ............................. 147
Nicht-medikamentöse Attackenbehandlung ....................... 152

Vorbeugende Maßnahmen .......................................... 154
Medikamentöse Vorbeugung ...................................... 155
Nicht-medikamentöse Vorbeugung ................................ 160
Introvision bei anderen Kopfschmerzarten ........................ 165
Exkurs: Introvision zur Gewichtsreduktion bei idiopathischer
intrakranieller Druckerhöhung (IIP, früher Pseudotumor cerebri)...... 165

# Übungen zur Introvision ................................ 171

# Anmerkungen ............................................ 179

# Weiterführende Informationen ....................... 183

# Weiterführende Literatur ............................... 185

# Über die Autorinnen................................... 191

**Wichtiger Hinweis:**
Alle Empfehlungen in diesem Buch wurden von den Autorinnen und vom Verlag sorgfältig erwogen und geprüft. Dennoch kann eine Garantie nicht übernommen werden. Eine Haftung der Autorinnen bzw. des Verlags für Personen-, Gesundheits-, Sach- und Vermögensschäden ist daher ausgeschlossen. Geschützte Warennamen (Warenzeichen) sind im Buch nicht unbedingt besonders kenntlich gemacht. Aus dem Fehlen eines solchen Hinweises kann aber nicht geschlossen werden, dass es sich um einen freien Warennamen handelt.

Wie jede Wissenschaft ist die Medizin ständigen Entwicklungen unterworfen. Forschung und klinische Erfahrung erweitern unsere Erkenntnisse, insbesondere was Behandlung und medikamentöse Therapie anbelangt. Soweit in diesem Werk eine Dosierung oder eine Applikation erwähnt wird, darf der Leser zwar darauf vertrauen, dass die Autorinnen und der Verlag große Sorgfalt darauf verwandt haben, dass diese Angabe dem Wissensstand bei Fertigstellung des Werkes entspricht. Für Angaben über Indikationen, Dosierungsanweisungen und Applikationsformen kann von den Autorinnen und vom Verlag jedoch keine Gewähr übernommen werden. Jeder Benutzer ist angehalten, durch sorgfältige Prüfung der Beipackzettel der verwendeten Präparate und gegebenenfalls nach Konsultation eines Arztes festzustellen, ob die dort gegebene Empfehlung für Dosierungen oder die Beachtung von Kontraindikationen gegenüber der Angabe in diesem abweicht. Eine solche Prüfung ist besonders wichtig bei selten verwendeten Präparaten oder solchen, die neu auf den Markt gebracht worden sind. Jede Einnahme, Dosierung oder Applikation erfolgt auf eigene Gefahr des Benutzers.

Der Verlag weist ausdrücklich darauf hin, dass im Text enthaltene externe Links vom Verlag nur bis zum Zeitpunkt der Veröffentlichung eingesehen werden konnten. Auf spätere Veränderungen hat der Verlag keinerlei Einfluss. Eine Haftung des Verlags für externe Links ist stets ausgeschlossen.

Aus Gründen der leichteren Lesbarkeit haben wir uns dazu entschlossen, geschlechtsbezogene Wörter in eingeschlechtlicher Form zu verwenden. Selbstverständlich gelten alle Bezeichnungen gleichwertig für Frauen und Männer.

# Vorwort

Es ist einem *Spiegel*-Artikel aus dem Jahre 2011 zu verdanken, dass wir uns kennengelernt haben und nun diesen Ratgeber *Introvision bei Kopfschmerzen und Migräne* herausgeben. Das Nachrichtenmagazin berichtete über Introvision als Psychoregulationsmethode. Monika Empl, eine von uns Autorinnen, ist als Neurologin auf Migräne und Kopfschmerzen spezialisiert und war gleich von dem Thema fasziniert. Sie hatte ihre Kopfschmerzpatienten im Blick, die allein aufgrund der häufigen oder chronischen Kopfschmerzen gestresst waren, häufig einen Medikamenten-Übergebrauchskopfschmerz hatten und zudem mentale Blockaden zeigten, wenn es darum ging, einen Weg aus dem Stress zu finden. Introvision schien ihr ein sehr geeignetes nicht-medikamentöses Instrument, um all diese Problemfelder zu bearbeiten.

Monika Empl besorgte sich das Introvisions-Grundlagenwerk *Gelassenheit durch Auflösung innerer Konflikte* von Prof. Angelika C. Wagner und entschied sich für eine Qualifizierung zur Introvisionsberaterin an der Universität Hamburg. Diese Kurse leiten Sonja Löser und Petra Spille, die beiden anderen Autorinnen. Seit ihrem Studium bei Prof. Wagner sind sie von der nachhaltigen Wirksamkeit von Introvision zutiefst überzeugt, haben langjährige Coachingerfahrung mit Introvision als achtsamkeitsbasierte Methode und sind Gründungsmitglieder des Introvision e.V.

Unser gemeinsames Anliegen mit diesem Buch ist, Ihnen eine praktisch orientierte Einführung in die Introvision zusammen mit detaillierten Informationen zu Kopfschmerzen zu geben, damit Sie Ihre Kopfschmerzen besser behandeln und (auch selbstgemachten) Stress als Auslöser reduzieren können. Da Patienten allein aufgrund der häufigen oder ständigen Kopfschmerzen gestresst sind, ergänzt eine nachhaltige Stressreduktion die Kopfschmerzbehandlung passgenau. Mit Introvision erleben viele auch ihre eigene Einflussnahme bewusster und wir hoffen, dass es Ihnen ebenso ergehen wird.

Wenn Sie im Folgenden lesen, »mit den Kopfschmerzen bewusster umgehen«, sollte Sie dies nicht abschrecken. Es ist uns durchaus bewusst, dass Sie Ihre Schmerzen sehr intensiv wahrnehmen. Wer die biologische Grundlage der Migräne kennt (dazu mehr im Buch), kann jedoch verstehen, warum eine Technik, die sich mit einer Änderung der gewohnten Wahrnehmung beschäftigt, besonders vielversprechend ist. Denn die Migräne wird als neurologische Erkrankung zunehmend als Störung der Sinnes-Verarbeitung, also der Wahrnehmung und ihrer Steuerung und Filterung verstanden. Introvision wird nicht von heute auf morgen Ihre Kopfschmerzen oder Migräne verschwinden lassen. Sie kann Ihnen aber dabei helfen, einen gelasseneren Umgang damit zu entwickeln, sodass Sie beispielsweise weniger und leichtere Attacken, eine schnellere Erholung nach einer Attacke und eine entspanntere schmerzfreie Zeit haben können.

Mit der Methode Introvision – und hier liegt ein wesentlicher Unterschied im Vergleich zu vielen anderen Entspannungsverfahren – werden nicht nur die Symptome bearbeitet und eine vorübergehende oder auch langfristige Entspannung erreicht, sondern es werden auch die Ursachen von Stress, Anspannung und mentalen Blockaden aufgespürt und aufgelöst. Viele Studien belegen, dass mit diesem Verfahren der Stress dauerhaft gesenkt werden kann. Dabei spielt es eine große Rolle, dass Sie als Leserinnen und Leser eine Reihe von Instrumenten zur mentalen Selbstregulation an die Hand bekommen. Diese Instrumente helfen Ihnen dabei, sich zu entspannen, sich selbst besser zu verstehen und leichter eine andere Perspektive einnehmen zu können. Die Introvision setzt an der Stelle an, wo Ratschläge oder gute Vorsätze genauso wenig helfen wie die eigene Einsicht, dass es gut wäre, öfter mal einen Spaziergang an der frischen Luft zu machen oder sich weniger über den Chef zu ärgern. Wenn ich immer wieder entgegen besserem Wissen handle, dann fragt die Introvision, was mich denn davon abhält, so zu handeln, wie ich es mir wünsche, und hilft mir, etwas daran zu ändern.

Mentale Blockaden zeigen sich natürlich nicht nur bei Kopfschmerzpatienten. Jeder kennt dieses unangenehme Gefühl, das nicht nur in Extremsituationen wie schwerer Krankheit, drohendem Arbeitsplatzverlust oder Trauer, sondern auch bei Alltagsbanalitäten spürbar ist – wie die schon lange aufgeschobene Steuererklärung, die unliebsame Aufräumaktion, eine lange Liste mit noch zu erledigenden Dingen oder ähnlichem. Mit Introvision erkundet man dieses unangenehme Gefühl und hinterfragt, was einen daran hindert, seine Vorhaben umzusetzen.

Eine grundlegende Idee der Begründerinnen der Introvision ist, die Methode möglichst vielen Menschen zugänglich zu machen. Diese Position vertreten auch die Wissenschaftlerinnen, die unter Federführung von Angelika C. Wagner die Theorie und Praxis der Introvision über viele Jahre gründlich erforscht und weiterentwickelt haben. In diesem Buch möchten wir Ihnen diese wissenschaftlich fundierte Methode so gründlich wie nötig und so alltagstauglich wie möglich nahebringen. Wenn Sie merken, dass Sie doch nicht so gut alleine mit dem Erlernen der Introvision zurechtkommen oder sich den Austausch mit Menschen in ähnlichen Situationen wünschen, finden Sie Tipps und Hinweise am Ende dieses Buches.

Wir wünschen Ihnen viel Spaß bei der Lektüre und viel Erfolg bei allen Veränderungen, die Sie sich wünschen!

Sonja Löser, Monika Empl, Petra Spille
März 2017

# Einleitung: Warum Introvision bei Kopfschmerzen?

Endlich ist der große Tag da! Es steht die Hochzeit von Freunden, eine Wanderung oder der lang geplante Segelausflug auf dem Programm. Doch schon beim Aufwachen merken Sie: Der Kopf wird unter Umständen nicht mitmachen. Leicht pulsierende Schmerzen an den Schläfen und ein diskret flaues Gefühl im Magen, und das schon beim Aufstehen – vorsichtshalber lieber gleich eine Tablette nehmen? Aber in der zurückliegenden Woche gab es bereits zwei Tage mit Tabletteneinnahme, und wenn Sie jetzt noch eine nehmen, haben Sie die Hälfte Ihrer Monatsration aufgebraucht. Und das ausgerechnet heute, wo noch so viel zu tun ist: packen, einkaufen, Geschenk besorgen ... Kann vielleicht doch ein Kaffee alleine helfen?

Kennen Sie diese Situation? Da Sie zu diesem Buch gegriffen haben, vermuten wir: ja, vielleicht sogar zur Genüge. Zwar spricht an einem so großen Tag wenig gegen eine dritte Tablette in der Woche, wenn sie eine Ausnahme bleibt, doch wir möchten Ihnen hier eine andere Möglichkeit zeigen: eine nicht-medikamentöse Methode, mit deren Hilfe Sie lernen, mit Ihren Kopfschmerzen besser umzugehen, sie teils behandeln und ihnen vorbeugen können. Und nebenbei auch noch mehr Gelassenheit in Ihr Leben bringen können.

Denn mag die Veranlagung zu Migränekopfschmerzen auch eine (meist ererbte) biologische Grundlage haben, lassen sich die komplexen Vorgänge im Gehirn bei der Entstehung von Kopfschmerzen mental beeinflussen. Das zeigt die Beobachtung, dass Stress häufig Attacken auslösen kann, ebenso wie Entspannung und eine gelassene Grundhaltung die Zahl der Attacken reduzieren, wenn sie die Migräne auch nicht heilen können. Und nach Erlernen der Introvision lässt sich in einer Situation, wie sie gerade beschrieben wurde, vielleicht sicherer und bewusster auch die Frage »*Jetzt schon eine Tablette oder noch nicht?*« entscheiden.

Dieses Buch ist ein praktischer Ratgeber für Betroffene mit Migräne oder Spannungskopfschmerzen, informiert aber auch über die Entstehung und übliche Behandlung von Kopfschmerzen nach dem aktuellen Stand der Forschung. Sie finden darin neben einer Einführung in die Introvision und ihren theoretischen Hintergrund ganz praktische Anleitungen zu Wahrnehmungsübungen, die Ihnen dabei helfen, diese Methode zur mentalen Selbstregulation schrittweise zu erlernen.

## Warum ein weiterer nicht-medikamentöser Behandlungsansatz?

Als schulmedizinisch orientierte Neurologin schätze ich, Monika Empl, prinzipiell Medikamente und betrachte insbesondere die neueren Migräne-Arzneistoffe wie die Triptane – ebenso wie viele Patienten – als Segen und nicht als Fluch. Das gilt auch für die vorbeugenden Medikamente. Dennoch gibt es gute Gründe, nicht nur bei chronischen Kopfschmerzpatienten, für einen nicht-medikamentösen Ansatz.

Viele Patienten stehen einer medikamentösen Behandlung grundsätzlich sehr zurückhaltend gegenüber. Sei es, weil sie selbst negative Erfahrungen mit Nebenwirkungen von Medikamenten gemacht haben, sei es, weil sie darüber gelesen und Angst davor haben, oder weil sie bei vorbeugenden

## Warum ein weiterer nicht-medikamentöser Behandlungsansatz?

Medikamenten ein prinzipielles Unbehagen gegenüber einer täglichen Tabletteneinnahme empfinden.

Auch von ärztlicher Seite gibt es selbst bei Patienten, die offen für eine medikamentöse Behandlung sind, Einwände gegen eine allzu freie medikamentöse Behandlung: Es kann ein Medikamentenübergebrauchskopfschmerz entstehen, wenn man zu häufig Kopfschmerzmedikamente einnimmt, der paradoxerweise eine eigenständige Ursache für chronische Kopfschmerzen darstellt. Der Medikamentenübergebrauchskopfschmerz kann nur mit einer reduzierten Einnahme von Schmerzmitteln bzw. einem Entzug unterbunden werden – eine schwierige Situation für Patienten mit häufigen Attacken. Zudem ergeben sich manchmal ganz praktische Probleme mit Medikamenten, nämlich die tatsächliche Verfügbarkeit. Tabletten kann man zu Hause vergessen, sind unvorhergesehen doch schon aufgebraucht oder im Urlaub im Ausland nicht verfügbar, oder man muss sich vorher erst ein neues Rezept besorgen.

Auch bei nicht-medikamentösen Ansätzen gibt es Einschränkungen: Akupunktur ist nicht immer vor Ort zu organisieren; das gilt noch mehr für eine Biofeedback-Behandlung. Die erheblichen Kosten der nicht-invasiven Vagusnervstimulation werden von der Krankenkasse meist nicht übernommen, und bei Summen von 99 bis über 250 Euro pro Monat werden viele Patienten eine solche Dauerbehandlung, auch wenn sie wirksam ist, nicht aus eigener Tasche bezahlen können.

Für chronische Schmerzpatienten kann manchmal eine Psychotherapie empfehlenswert sein. Doch ist sie meist nicht von heute auf morgen zu organisieren, sondern es muss erst ein geeigneter Therapeut gefunden und die Kostenübernahme geklärt werden. Dass sich eine Psychotherapie in der Regel über einen längeren Zeitraum, bisweilen über Jahre erstreckt, spricht zwar nicht prinzipiell gegen sie, kann für die akute Situation aber manchmal wenig Entlastung bringen.

Einleitung: Warum Introvision bei Kopfschmerzen?

## Theoretische Überlegungen

Neben diesen praktischen Aspekten sprechen auch theoretische Überlegungen dafür, dass Introvision gerade bei Migränepatienten besonders empfehlenswert sein kann. Migränepatienten haben eine gestörte Reizverarbeitung, mit fehlender Gewöhnung an wiederholte Reize; der Fachbegriff dafür lautet reduzierte Habituation. Das heißt, dass ihr Gehirn auf Reize empfindlicher reagiert als es bei Patienten ohne Migräne der Fall ist. Neuerdings wird die Migräne sogar als Erkrankung der Sinnesverarbeitung verstanden, d.h. dass eine veränderte Verarbeitung von Sinneseindrücken als Grundlage der Krankheit angesehen wird.[1]

Ein Behandlungsansatz, der mittels einer erlernbaren Technik (Konstatierendes Aufmerksames Wahrnehmen) eine Veränderung der Wahrnehmung zur Stressreduktion nutzt, scheint bei einer Erkrankung mit gestörter Sinnesverarbeitung schon von der biologischen/neurophysiologischen Warte aus besonders vielversprechend.

Aber auch von einer mentalen Seite aus betrachtet, bietet der Ansatz der Introvision eine grundlegende Verbesserung bei Migränepatienten: Ähnlich wie bei Patienten mit chronischen Nackenverspannungen, für die bereits Untersuchungen zur Wirksamkeit von Introvision vorliegen, geht die Introvision bei Migränepatienten davon aus, dass bereits eine sich ankündigende Migräneattacke einen inneren Konflikt auslöst, der als automatisch ablaufende Reaktion selbst zu Stress führt: Der Gedanke »*Nicht schon wieder eine Migräneattacke, ich muss doch noch so viel erledigen. Ich darf nicht schon wieder ausfallen!*« führt durch die Verletzung des Selbstbefehls (in der Introvision Imperativ genannt) »Ich darf gerade jetzt keine Migräneattacke haben!« zu einer Verstärkung des psychologischen Drucks und der physiologischen Anspannung. Dadurch erhöht sich noch der Stress und die sich ankündigende Migräneattacke kommt mit größerer Wahrscheinlichkeit als bei (gelassenen) Patienten mit wenigen Attacken und weniger Angst vor Attacken.

## Theoretische Überlegungen

Hier ist der Ansatz der Introvision besonders erfolgversprechend: Indem der zugrunde liegende innere Konflikt aufgelöst wird, entfällt die bei Migränepatienten wahrscheinlich noch ausgeprägter ausfallende stressauslösende automatische Reaktion (oder wird zumindest abgeschwächt). Da Stress ein wohlbekannter Auslöser ist, ist anzunehmen, dass somit ein Teil der Attacken nicht zum Ausbruch kommt und Introvision bei Migränepatienten besonders gut wirksam sein könnte.

Für achtsamkeitsbasierte Verfahren allgemein ist eine normalisierende Wirkung auf die Reizwahrnehmung nachgewiesen.[2] Ein Effekt auf die Balance der schmerzverarbeitenden Systeme wurde auch in bildgebenden Studien beobachtet.[3] Eine weitere Studie mit bildgebenden Verfahren ergab, dass die Aktivität der Amygdala (der Teil des Gehirns, der für Angst und die emotionale Bewertung von Situationen zuständig ist) bei der Anwendung von Selbstreflexion und emotionaler Introspektion abnimmt.[4] Mit anderen Worten: Wenn es mir gelingt, mich selbst zu beobachten und in mich hineinzuschauen, hat dies spontan eine messbar positive Wirkung. Bei dauerhafter Anwendung kann es zu Veränderungen in den Verknüpfungen von Ereignissen und Emotionen kommen.

**Studien zu Kopfschmerzen**

Die Wirkung von Introvision auf Migräne ist noch nicht in klinischen Studien nachgewiesen. Es ist hierzu eine Studie an der Neurologischen Klinik der Ludwig-Maximilians-Universität München in Zusammenarbeit mit der Universität Hamburg, Forschungsgruppe Introvision, geplant.

Neben vielen Studien über die Effektivität von Introvision bei anderen Erkrankungen, wie z. B. Tinnitus,[5] liegt für chronische Nackenschmerzen bereits eine Studie der Universität Hamburg vor, die bei 83 Prozent der Teilnehmer eine dauerhafte (6 Monate Nachbeobachtungszeit) Reduktion der Nackenverspannungen gezeigt hat, bei 5 Prozent der Studienteilnehmer waren die Nackenverspannungen ganz aufgelöst.[6]

Einleitung: Warum Introvision bei Kopfschmerzen?

## Warum gerade Introvision?

Nach all diesen Ausführungen mag die Frage naheliegend sein, warum dann nicht einfach Achtsamkeitsübungen wie die Mindfulness-Based Stress Reduction anbieten, vielleicht zusammen mit Muskelrelaxation oder Yoga? Hier kommt ein besonderer Aspekt der Introvision zum Tragen: Die Introvision ist nicht (nur) eine Art standardisierte Wahrnehmungsübung zur Entspannung oder Meditation, sondern quasi eine Meditation mit einem Ziel, ähnlich wie in der Traumatherapie. Das Ziel lautet, dem subjektiv eigenen Schlimmsten ins Auge sehen zu lernen und den zugrunde liegenden inneren Konflikt dauerhaft aufzulösen und somit eine dauerhafte und nachhaltige Entspannung und Stressreduktion zu erreichen sowie mentale Blockaden aufzulösen. In Einzelfällen konnte Introvision im Frühstadium eine Migräneattacke beenden.

Introvision ist, nachdem man sie (unter Anleitung) gelernt hat, überall verfügbar, man kann sie nicht zu Hause vergessen und man benötigt kein Rezept. Ein »Übergebrauch« von Introvision führt nicht zu eigenständigen Kopfschmerzen, wie das bei Medikamenten der Fall sein kann. Sie ist selbstständig immer wiederholbar und (fast immer) ohne Nebenwirkungen durchzuführen. *Doch es besteht eine Einschränkung: Falls Sie an einer aktiven Psychose leiden, dürfen Sie Introvision nicht anwenden!*

Die Introvision ist kein Wundermittel. Sie wird nicht bei jedem wirken – wie das bei allen Methoden und Verfahren ist –, und eine Anwendung zur Akutbehandlung wird nur in einem frühen Stadium einer Migräneattacke möglich sein. Aber sie kann einen Teil dazu beitragen, die Behandlung, insbesondere die vorbeugende Behandlung zu ergänzen und zu verbessern. Die Gelassenheit, die man durch die Introvision erlangen kann, wirkt sich meist positiv auf viele weitere Lebensbereiche aus.

# Introvision: Die Kunst, innere Konflikte aufzulösen

Der Begriff Introvision kommt aus dem Lateinischen und heißt sinngemäß »in sich hineinschauen«. Introvision ist eine Methode zur Auflösung innerer Konflikte – wenn sich z. B. Gedanken im Kreise drehen oder gar verknoten – mit dem Ziel, gelassener in stressigen Situationen sein zu können. Diese inneren Konflikte werden als Ursache von Stress und Anspannung betrachtet und sind ein häufiger Auslöser von Kopfschmerzen. In diesem Kapitel erhalten Sie eine Einführung in die theoretischen Hintergründe der Introvision. Unser Anliegen ist, Ihnen alle notwendigen Informationen und Zusammenhänge mitzugeben, damit Sie Introvision selbstständig durchführen können.

Introvision bedient sich der Kunst, alles so wahrzunehmen, wie es ist, und nicht, wie es unserer Meinung nach sein sollte. Sie ist also eine Form der nicht-wertenden Wahrnehmung. Das hört sich zunächst recht einfach an – und wir möchten Sie einladen, dies kurz auszuprobieren.

**Übung: Wahrnehmen, ohne zu bewerten**
Nehmen Sie sich zwei bis drei Minuten Zeit, setzen sich gemütlich hin und lassen Sie Ihren Blick einfach durch den Raum schweifen. Versuchen Sie, das, was Sie sehen, nicht zu bewerten – registrieren Sie es und beobachten Sie, was Ihnen durch den Kopf geht.

Vielleicht gehören Sie zu den Menschen, denen diese Übung leichtfällt – dies ist meistens auf Vorerfahrungen in anderen Achtsamkeitstechniken zurückzuführen. Doch in unseren Kursen überwiegen Rückmeldungen wie: »Mir war gar nicht klar, wie viel ich bewerte!« Meistens ist es pure Gewohnheit, das Wahrgenommene zu bewerten. Dagegen ist es häufig nicht die Gewohnheit, bei etwas einen Moment gedanklich zu verweilen. Oft hastet man im Kopf von Gedanke zu Gedanke und es fällt schwer, mental bei der Aufgabe zu bleiben. Der Psychologe Daniel Siegel hat hierfür ein passendes Bild gefunden: Die Gedanken sind »wie ein Hund, der auf einem Spazierweg im Zickzack läuft und sich von diesem oder jenem verlockenden Duft auf dem Weg in die eine oder andere Richtung hingezogen fühlt«.[7]

Ziel der Introvisionsübungen, die wir Ihnen vorstellen werden, ist es, diese Gewohnheit zu ändern. Sie werden lernen, Ihre Aufmerksamkeit jederzeit bewusst von einer Sache auf eine andere zu lenken. Und Sie werden lernen, dieses nicht-wertend zu tun, auch in Situationen, in denen Ihnen dies schwerfällt. Introvision setzt da an, wo eine nicht-wertende Haltung zu einer Herausforderung wird – wenn man beispielsweise vor Wut kocht und der Gedanke »*Das darf doch nicht sein!*« laut und schrill im Kopf brüllt. Mit Introvision lässt sich erreichen, dass man Problemen künftig gelassen ins Auge blicken kann. Schafft man es, sich zu sagen »*Es ist so*« statt »*Das darf nicht sein!*«, dann lässt die innere Anspannung nach, man bekommt etwas Abstand zu der Situation und kann anders handeln, als man es sonst gewohnheitsmäßig tut.

## Das Muss/Darf-Nicht-Syndrom

Nun sind wir schon mitten in dem Themenbereich, den wir augenzwinkernd das Muss/Darf-Nicht-Syndrom nennen. Auf den Punkt gebracht: Etwas ist anders als es sein sollte. Wir alle kennen dafür unzählige Beispiele mit den unterschiedlichsten Ausmaßen:

- Das Kind schmeißt beim Heimkommen die Jacke immer auf den Fußboden und man ermahnt es gefühlt mindestens 50 000 Mal am Tag, sie aufzuhängen.
- Der Nachbar schneidet die Hecke nicht und es sieht aus wie Kraut und Rüben.
- Die Abgabefrist für die Steuererklärung ist (auch dieses Jahr wieder) so gut wie abgelaufen.
- Mein Partner hat eine unheilbare Krankheit mit tödlichem Verlauf.

Jedes dieser Beispiele kann in eine Satzformel gebracht werden, die das Muss/Darf-Nicht-Syndrom verdeutlicht:

- »Das Kind *muss* lernen, die Jacke aufzuhängen! Es *darf nicht* sein, dass sie schon wieder auf dem Boden liegt!« Möglicherweise geht der Gedanke so weiter: »Muss ich denn immer hinterherräumen? Habe ich nichts Besseres zu tun, bin ich denn die Putzfrau von allen …?!« Spüren Sie die Anspannung in diesen Sätzen?
- »Der Nachbar *muss* doch auch mal die Hecke schneiden! Es *darf nicht* sein, dass es aussieht wie Kraut und Rüben!« Hier könnte es so weitergehen: »Er liegt immer nur faul in der Hängematte, statt sich mal aufzuraffen. Ich tue das schließlich auch und ich weiß nicht, wo mir der Kopf steht. Ich würde auch gern mal einfach nur in meinem Garten sitzen, die Sonne genießen, aber das geht halt einfach nicht!« Merken Sie, wie sich das Thema wandelt?

- »Es *darf* doch *nicht* wahr sein, dass ich schon wieder die Steuerunterlagen nicht rechtzeitig einreichen werde. So schwer kann das doch nicht sein, nächstes Jahr *muss* ich das einfach mal hinkriegen, mich früher dranzusetzen!«
- »Mein Partner wird sterben, und das *darf nicht* sein!« Auch mit einer solch einschneidenden Lebenssituation gehen Menschen sehr unterschiedlich um. In jedem Fall wirkt sich die Art des Umgangs auf den Lebensalltag in dieser schwierigen und wohl belastendsten Zeit einer Partnerschaft aus.

Mit Ausnahme des letzten ist allen Beispielen gemein, dass sie subjektiv sind – nicht jeder verbindet mit diesen oder ähnlichen Situationen ein »Schlimm-Gefühl« oder eine »Katastrophenannahme«. Was den einen Menschen stresst, belastet den anderen viel weniger stark – auch der Umgang mit schwerer Krankheit, Sterben und Tod ist sehr individuell. Aus Introvisionssicht ist wichtig, dass diese »Schlimm-Gefühle« auch subjektiv gültig sind, denn sie stellen die Realität des Menschen, der sie empfindet, dar.

**Übung: Gedanken und Erinnerungen konstatieren**
Kennen Sie eigene Beispiele des Muss/Darf-Nicht-Syndroms?
Gehen Sie gedanklich die letzten Tage durch und überlegen Sie, ob Ihnen Situationen einfallen, in denen etwas anders war, als es für Sie – subjektiv gesehen – sein sollte. Wie sind Sie damit umgegangen? Was ist Ihnen dabei durch den Kopf gegangen? Schreiben Sie diese Beispiele und die Antworten auf die Fragen für sich auf.

## Die Folgen des Muss/Darf-Nicht-Syndroms

In den gerade betrachteten Beispielsätzen fällt auf, dass sie grammatikalisch gesehen in Befehlsform, also als Imperativ, ausgedrückt sind und eine Dringlichkeit in der Aussage mitschwingt. Dies kann zu unterschiedlich stark empfundener innerer Not, Aufregung, Angespanntheit, Getriebenheit oder Druckwahrnehmung führen – wir sprechen hier von einem Imperierungsprozess.[8] Diese Befehlsform mit einer individuellen Bedeutungsschwere heißt in der Theorie »subjektiver Imperativ«. Erteilt man sich selbst einen solchen Befehl, dann kreist die eigene Aufmerksamkeit darum, dass er auch eingehalten werden muss, was unter Umständen einschränkende Wirkung haben kann: Die Aufmerksamkeit ist »enggestellt«, als hätte man Scheuklappen auf. Störende Aspekte werden ausgeblendet, um die Situation zu meistern, und manchmal entsteht so ein Tunnelblick. In der jeweiligen Situation kann es kurzfristig zwar hilfreich sein, etwas auszublenden (z. B. das Abgabedatum der Steuererklärung), um sich aufzuraffen und wieder zu handeln, doch es ist fragwürdig, ob der innere Konflikt dadurch gelöst wird (die nächste Steuererklärung kommt bestimmt). Das Scheuklappen-Aufsetzen, das Ausblenden von Informationen, das Ignorieren von Gegebenheiten – diese Handlungsmuster, die ein Problem oder einen Konflikt umgehen statt es oder ihn zu lösen, nennen wir »Konfliktumgehungsstrategien«. Wie der Name sagt, sind es Strategien, mit denen ein innerer Konflikt umgangen wird. Mit diesem Eingreifen in die eigene Informationsverarbeitung gaukeln wir unserer Wahrnehmung mal intensiver und länger, mal moderater und kürzer etwas vor – denn das, was wir ignorieren, existiert ja nach wie vor in der Realität.

Mit Introvision wollen wir im Grunde nichts weiter erreichen als aufzuhören, in die eigene Informationsverarbeitung einzugreifen:
- Aufhören, sich in den Ärger über die nicht aufgehängte Jacke und über die nicht geschnittene Hecke des Nachbarn hineinzusteigern.
- Aufhören, den sich nähernden Abgabetermin der Steuererklärung zu ignorieren.
- Aufhören, sich schönzureden, dass die Krankheit nicht so schlimm ist.

## Subjektive Imperative

Doch wie geht das? Und warum kommt es überhaupt dazu, dass wir uns in etwas hineinsteigern, dass wir etwas ausblenden, dass wir uns etwas schönreden? In der Introvision wird davon ausgegangen, dass kleinere innere Konflikte auf tieferliegende hinweisen. Dies zeigt das Beispiel des Nachbarn, der die Hecke nicht schneidet: Hinter dem oberflächlichen Ärger über die nicht geschnittene Hecke taucht ein weiterer subjektiver Imperativ auf: »Es darf nicht sein, dass ich nicht einfach nur in meinem Garten sitzen kann!« Ginge man diesem Satz weiter nach, könnte ein noch tieferliegender subjektiver Imperativ auftauchen: »Ich habe überhaupt keine Zeit für Muße – und so wollte ich nie leben!« Schrittweise nähern wir uns so dem Kernimperativ, der dem Ganzen zugrunde liegt. Kann man sich diesem nicht-wertend zuwenden, dann verliert er mit der Zeit seinen Schrecken, sodass die bis dahin angeeigneten Umgehungsstrategien, die selbstschützende Wirkungen haben können, nicht mehr notwendig sind.

In Abbildung 1 sehen Sie einen Imperativbaum, in welchen die Beispiele eingefügt sind. Er verdeutlicht, wie subjektive Imperative zusammenhängen und einen gemeinsamen Kern haben können. Bei einem Blick auf den Aufbau wird schnell klar, dass es egal sein kann, bei welchem oberflächlicher anmutenden subjektiven Imperativ man ansetzt – man landet wahrscheinlich bei demselben Kernimperativ.

Führen Sie sich noch einmal die Bedeutung des Wortes Introvision vor Augen: *in sich hineinschauen*. Mit Introvision gehen wir dem nach, was unangenehm ist, was subjektiv gesehen schlimm ist, wir nähern uns behutsam dem Kern des Ganzen, beleuchten die Facetten eines Themas, das eventuell über einen langen Zeitraum mithilfe von Konfliktumgehungsstrategien im Verborgenen bleiben sollte. Wir schauen in uns hinein, und zwar ohne zu bewerten, was wir wahrnehmen. Die Selbstanwendung kann bei vielen Themen bereits erfolgreich sein. Erreicht man einen Punkt, an dem man nicht weiterkommt, kann ein Gespräch mit einer Introvisionsberaterin hilfreich

Gewohnheiten erkennen und verändern

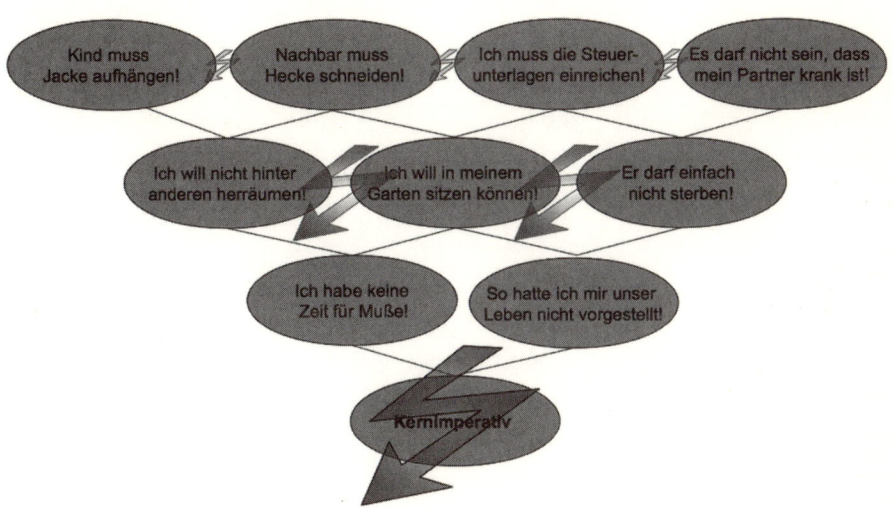

**Abbildung 1: Der Imperativbaum**

sein. Den Ablauf und die Besonderheiten eines solchen Beratungsgesprächs werden im Abschnitt »Introvisionsberatung« im nächsten Kapitel erläutert.

## Gewohnheiten erkennen und verändern

Kommen wir zurück auf das Thema Gewohnheiten. Nur wenn uns bewusst ist, wann wir gewohnheitsmäßig etwas tun, können wir etwas daran ändern. Um unsere Gewohnheiten überhaupt wahrzunehmen, ist eine Sensibilisierung notwendig, wir müssen also zunächst unsere Aufmerksamkeit schärfen. Doch die bloße Erkenntnis reicht manchmal nicht aus. Ein Beispiel: Bekanntlich ist Rauchen eine ungesunde Gewohnheit. Doch selbst wenn uns dies bewusst ist und wir uns dafür entscheiden, das Rauchen aufzugeben, kann uns das schwerfallen oder nicht gelingen. Erfahren wir solche Schwierigkeiten oder ein Scheitern, drängt sich die Frage auf: Was hindert uns daran? Irgendetwas Unangenehmes verbirgt sich hinter dem Aufhören, denn sonst würden wir es ja einfach tun. Die hier zum Tragen kommende Konfliktumgehungsstrategie ist ebenfalls eine uns noch nicht bewusste Gewohnheit. Sie ist ein Teil des Bewusstseins, den wir noch nicht ausreichend beleuchtet haben.

Vergleichen Sie das Bewusstsein mit einer Bühne. Auf einer Bühne gibt es Requisiten, Schauspieler, Statisten, Vorhänge und vieles mehr – dieses alles steht für Ihre Bewusstseinsinhalte, auch Kognitionen genannt. Die Bühne wird beleuchtet und entsprechend nehmen Sie wahr, was sich auf ihr befindet. So wird entweder ein Ausschnitt mit einem Punktstrahler gezielt hervorgehoben oder die gesamte Bühne wird beleuchtet. In der Introvision sprechen wir bei einem Punktstrahler von *Engstellen*, bei der gesamten Bühnenausleuchtung von *Weitstellen*. Um den Unterschied zu verdeutlichen, bietet sich eine Seh-Übung an. Probieren Sie sie einmal kurz aus und beobachten Sie, was passiert:

**Übung: Weitstellen**
Setzen Sie sich bequem hin und richten Sie ihren Blick auf einen Gegenstand, sei es eine Lampe am anderen Ende des Zimmers, ein Baum außerhalb des Hauses oder ein Buch auf dem Couchtisch direkt vor Ihnen. Es sollte ein für Sie angenehmer Abstand sein. Nun lassen Sie Ihren Blick auf diesem Gegenstand ruhen und halten Sie ihn einen Augenblick im Fokus. Versuchen Sie nach einer Weile – ohne die Augen zu bewegen – zusätzlich das wahrzunehmen, was sich am Rande Ihres Blickfeldes befindet. Für die ganze Übung gilt: Versuchen Sie, in einem nicht-wertenden Zustand zu bleiben, und beobachten Sie, was Ihnen durch den Kopf geht.

Vielleicht geht es Ihnen so wie vielen Menschen, die diese Übung zum ersten Mal durchführen: Sie berichten davon, dass sie mehr Details wahrnehmen, dass sie sich entspannen und es ihnen vorkommt, als würde die Zeit langsamer vorbeigehen. Die Effekte, die bei dieser Übung deutlich werden, können sowohl auf andere Sinne angewandt (z. B. Hören, Körperwahrnehmungen) als auch auf mentaler Ebene genutzt werden. Weitet man die Aufmerksamkeit, werden mehr Details im Bewusstsein wahrnehmbar. Wertet man dabei nicht, bleibt man ruhiger und kann länger den Blick halten, ohne dabei mittels Konfliktumgehungsstrategien die Wahrnehmung zu verzerren – auch bei unangenehmen Themen. Dies hilft bei dem oben vorgestellten Sensibilisierungsprozess: Man kann nur das ändern, was einem bewusst wird, vor dem man nicht wegläuft, bei dessen Auftreten man sich keine Scheuklappen aufsetzt oder sich etwas schönredet. Die Bewusstwerdung eines Problems ist der erste Schritt zu seiner Änderung und je länger wir dort verweilen können, desto mehr Details werden uns klarer.

Diese Übung ist bereits eine Vorübung für die Methode, die in der Introvision eingesetzt wird. Die Übungsreihe stellen wir Ihnen detailliert im zweiten Kapitel (»Konstatierendes Aufmerksames Wahrnehmen«, siehe S. 55ff.) vor.

## Introvision bei Kopfschmerzen

Vermutlich haben Sie zu diesem Ratgeber gegriffen, weil Sie unter Kopfschmerzen oder Migräne leiden und sich erhoffen, mit Introvision eine Methode zu erlernen, mit der Sie die Symptome lindern können. Nun wurde Introvision nicht als Methode zur »Behandlung« spezieller Erkrankungen entwickelt und somit auch nicht für das Feld der Kopfschmerzerkrankungen. Eine Vielzahl von Studien hat die Wirksamkeit von Introvision in einem breiten Spektrum von Störungen oder Beeinträchtigungen nachgewiesen. So wurden beispielsweise Untersuchungen zu Redeangst, Schreibblockaden, Nackenverspannungen, Tinnitus, Depression und Stresssituationen im Leistungssport durchgeführt.

Besonders interessant für das Thema Kopfschmerzen sind die Studie von Nicole Pereira Guedes (geb. Pape) zu chronischen Nackenverspannungen und die Studie von Britta Buth zu Tinnitus. In der Untersuchung von Nicole Pereira Guedes wurden die Teilnehmer nach einer Einführung in die Methode der Introvision gebeten, ihre Aufmerksamkeit auf ihre Nackenverspannung zu lenken, und zwar auf konstatierende, nicht-wertende Art, ohne die Verspannung auszublenden oder herunterzuspielen.[9] Im Verlauf der Studie wurden Selbsteinschätzungen der Teilnehmer zum Grad der Anspannung erhoben. Die Selbsteinschätzungen zeigten, dass die Anspannung erheblich abnahm, auch bevor Gespräche mit einem Introvisionsberater geführt wurden. Nach diesen Einzelgesprächen gaben die Teilnehmer wiederum geringere Werte zum Grad der Anspannung an und sechs Monate nach Ende der Studie waren die Werte nochmals leicht gesunken. Messungen der elektrischen Spannung der Muskulatur zeigten für den Gesamtzeitraum der Untersuchung ein ähnliches Bild, wobei hier die Hauptverbesserungen im Zeitraum nach den Beratungsgesprächen vorlagen.

Die Studie von Britta Buth beschäftigt sich mit der Wirksamkeit von Introvision bei Tinnitusbetroffenen, die oftmals unter einem erheblichen Leidensdruck durch die Dauerbelastung aufgrund der Ohrgeräusche stehen. »Ziel von Introvision (…) ist es, mehr Gelassenheit zu erreichen, damit einhergehend die psychische Belastung durch den Tinnitus zu verringern und zugleich die Wahrnehmungsfähigkeit und die Hörfähigkeit zu verbessern.«[10] Diese Ziele wurden laut der Studie erreicht: Es kam zu einer deutlichen Verbesserung der Gesamtbelastung durch den Tinnitus, d. h. die im Zusammenhang mit Tinnitus auftretenden emotionalen Belastungen, die Hörprobleme und die körperlichen Beschwerden haben im Vergleich zum Zeitpunkt vor der Introvision abgenommen – anders als bei den Teilnehmern der Kontrollgruppe, die keinerlei Introvision erlernt und durchgeführt hatten und deren Werte über den Studienzeitraum nahezu unverändert blieben.

Diese Ergebnisse machen Mut, denn sie besagen, dass Introvision bei körperlichen Beschwerden zur Verbesserung von psychischen und psychosomatischen Symptomen führt und das über den Zeitraum der Studien hinaus. Die Studienteilnehmer profitieren von dem Ansatz »Hilfe zur Selbsthilfe«

langfristig. Dies überrascht uns als Introvisionsexpertinnen nicht, denn Introvision ist themenzentriert (in unserem Fall Kopfschmerzen und Migräne) und spürt innere Konflikte auf, die in Bezug zu diesem Thema stehen, um sie zu lösen. Zudem wird die »Nebenwirkung« angestrebt, dass die angewandte Methode Konstatierendes Aufmerksames Wahrnehmen (KAW) zu einer Gewohnheit wird. So kann sie jederzeit losgelöst von einem bestimmten Thema angewandt werden und folglich wird insgesamt weniger Stress und mehr Gelassenheit empfunden.

## Selbstbeobachtung mit dem Kopfschmerztagebuch

Konstatierendes Aufmerksames Wahrnehmen (KAW, ausführlich vorgestellt im nächsten Kapitel) ist keine neue Erfindung, sondern letztlich nichts anderes als eine spezielle Form der Wahrnehmung, die uns aber im Alltag und vor allem in belastenden Situationen oft nicht gelingt. Werden uns solche Situationen bewusst, können wir peu à peu herausfinden, woran das liegen könnte und gezielt üben, die konstatierende Haltung einzunehmen.

Das gilt auch für die Situationen, die unser Thema Kopfschmerzen und Migräne betreffen. Es gibt unzählige unterschiedliche und individuelle Formen und Ausprägungen der Symptome, auf die wir an dieser Stelle nicht eingehen können. Das würde sich auf das methodische Vorgehen der Introvision ohnehin nicht weiter auswirken. Wie bei allen Dingen, die einen belasten, stressen oder beunruhigen, setzt die Introvision zunächst bei der Sensibilisierung für das Thema an, um dann schrittweise den Kern des Problems aufzudecken:

- Wie belastend ist der Kopfschmerz für Sie?
- Wie lange dauern die Schmerzen an?
- Wie fühlen sich die Schmerzen an?
- Welche Auslöser erkennen Sie? Fällt Ihnen etwas auf, das auslösende Wirkungen haben könnte?

| Datum | | | Montag |
|---|---|---|---|
| Kopfschmerz | Wie belastend ist der Schmerz? (0-10*) | | keine |
| | Wie lange dauert er an? | | |
| | Wie fühlt er sich an? | | |
| Auslöser | Welche Auslöser erkennen Sie? (z. B. Stress, Aufregung, Menstruation, Änderung des Schlaf-Wach-Rhythmus) | | |
| Begleiterscheinungen | Welche Begleiterscheinungen nehmen Sie wahr? | | |
| | **Begleiterscheinung:** | | |
| | Intensität vor den Kopfschmerzen (0-10*) | | |
| | Intensität während der Kopfschmerzen (0-10*) | | |
| | Intensität nach den Kopfschmerzen (0-10*) | | |
| | **Weitere Begleiterscheinung:** | | |
| | Intensität vor den Kopfschmerzen (0-10*) | | |
| | Intensität während der Kopfschmerzen (0-10*) | | |
| | Intensität nach den Kopfschmerzen (0-10*) | | |
| Vorboten | Gab es Vorboten? (z. B. Verspannungen, Konzentrationsstörungen, Stimmungsschwankungen, Aura) | | |
| | Wenn ja, wieviel Zeit vorher? | | |
| | Wenn ja, wieviel Zeit vorher? | | |
| Medikamente | Medikamenteneinnahme | Ja, welche/wieviel | |
| | | nein | |
| | Wenn ja, haben sie geholfen? | Eher ja | |
| | | Eher nein | |
| Intervention | Was haben Sie zur Schmerzlinderung getan? | | |
| | Hat es Ihnen geholfen? | Eher ja | |
| | | Eher nein | |

**Abbildung 2: Kopfschmerztagebuch**

## Selbstbeobachtung mit dem Kopfschmerztagebuch

| Dienstag | Mittwoch | Donnerstag | Freitag | Samstag | Sonntag |
|---|---|---|---|---|---|
| 8 | 2 | | | | |
| 12h | 3h | | | | |
| Gleichmäßig dröhnender Kopf, v.a. Schädeldecke sehr empfindlich. | leichter gleichmäßiger Schmerz, Schädeldecke nicht mehr so empfindlich | | | | |
| 1 Tag vor meiner Regel | Regel bekommen | | | | |
| | | | | | |
| lichtempfindlich | lichtempfindlich | | | | |
| 0 | 0 | | | | |
| 8 | 2 | | | | |
| 5 | 0 | | | | |
| Ruhebedürfnis | Ruhebedürfnis | | | | |
| nicht wahrgenommen | 0 | | | | |
| 8 | 2 | | | | |
| 4 | 0 | | | | |
| Nackenverspannungen | Nackenverspannung noch da, hat nachgelassen | | | | |
| 2h vorher | seit gestern | | | | |
| | | | | | |
| | | | | | |
| X | X | | | | |
| | | | | | |
| | | | | | |
| | | | | | |
| X | | | | | |
| | | | | | |

- Welche Begleiterscheinungen treten bei Ihnen auf? Wie stark sind diese vor, während und nach den Kopfschmerzen bzw. der Migräneattacke?
- Gibt es Vorzeichen wie beispielsweise Sehbeeinträchtigungen, Gefühlsstörungen, z. B. in Armen oder Beinen, Sprachstörungen (in Schrift oder gesprochen), Verlangen nach bestimmten Lebensmitteln?
- Nehmen Sie Schmerzmittel ein? Inwieweit helfen diese Medikamente?
- Welche Strategien wenden Sie an, wenn sie Kopfschmerzen haben, und inwieweit helfen sie?

Es ist also zunächst Ihre Aufgabe, in sich hineinzuschauen: Was passiert bei Ihnen, wenn Sie Kopfschmerzen bekommen oder sich eine Migräne anbahnt? Vielleicht hilft es Ihnen, ein Kopfschmerztagebuch zu führen. Einen Vorschlag bietet Ihnen Abbildung 2, die in Anlehnung an das Kopfschmerztagebuch der Deutschen Migräne- und Kopfschmerzgesellschaft[11] entstanden ist. Sie finden diese Tabelle im Downloadbereich unserer Homepage (www.netzwerk-introvision.de) und können darin entsprechend Ihrer eigenen Vorstellungen und Bedürfnisse Veränderungen vornehmen.

Wenn Sie den Verlauf Ihrer Kopfschmerzen über einen längeren Zeitraum dokumentieren, können Sie hilfreiche und nützliche Informationen erlangen – auch in Hinblick auf die Introvisionsübungen, die später in diesem Buch vorgestellt werden.

## Zusammenfassung: Sensibilisierung der Wahrnehmung

Bevor wir uns auf den nächsten Seiten den theoretischen Aspekten der Introvision widmen, hier eine kurze Zusammenfassung der bisherigen Ausführungen: Stress und Anspannung, die aus inneren Konflikten resultieren und zu Kopfschmerzen und Migräne führen oder diese verstärken können, lassen sich durch Introvision reduzieren. Das geschieht durch das Lösen die-

## Zusammenfassung: Sensibilisierung der Wahrnehmung

ser Konflikte, und zwar indem man Situationen, Gefühle etc. so wahrnimmt, wie sind, d. h. auf nicht-wertende Weise.

Wir haben Ihnen drei Übungen vorgestellt, die zur Sensibilisierung Ihrer Wahrnehmung dienen. Die erste Übung hatte das Ziel, zu verdeutlichen, wie sehr wir gewohnheitsmäßig bewerten. In der zweiten Übung sammelten Sie eigene Beispiele des Muss/Darf-Nicht-Syndroms und konnten sich so eigenen subjektiven Imperativen bewusst werden. In der dritten Übung lernten Sie das Weitstellen der Aufmerksamkeit kennen. Bei allen drei Übungen fragten wir Sie danach, was Ihnen durch den Kopf ging. Diese Frage wird uns später im Zusammenhang mit der Methode des Nachträglich Lauten Denkens (NLD) noch begegnen.

Das Weitstellen der Aufmerksamkeit hat zur Folge, dass uns mehr Facetten, mehr Details bewusst werden können, die in Zusammenhang mit dem stehen, was gerade als Thema in unserem Fokus steht. Ziel der Introvision ist es, die Aufmerksamkeit absichtlich lenken zu können – auch auf Bereiche des Bewusstseins, die als unangenehm empfunden werden. Für unangenehme Bewusstseinsinhalte haben wir uns Strategien wie Ignorieren, Schönreden, Sich-Hineinsteigern und vieles andere angewöhnt, um den Kern eines inneren Konfliktes zu umgehen. Diese Konfliktumgehungsstrategien, auf die wir noch näher eingehen werden, werden oftmals automatisiert angewandt, und sie können in der jeweiligen Situation selbstschützende Wirkung haben. Dennoch löst sich langfristig nicht der damit zusammenhängende innere Konflikt auf, und die subjektiven »Schlimm-Gefühle«, die mit dem Muss/Darf-Nicht-Syndrom einhergehen, können in ähnlichen Situationen genauso wieder auftreten. Mehreren subjektiven Imperativen kann ein gemeinsamer Kernimperativ zugrunde liegen.

Um die Verzerrung der Wahrnehmung mittels Konfliktumgehungsstrategien zu beenden und stattdessen dem Unangenehmen gelassener ins Auge schauen zu können, müssen uns diese Strategien und die eigenen subjektiven Imperative bewusst werden. Die vertiefenden Informationen zur zugrunde liegenden Theorie auf den kommenden Seiten werden Ihnen bei diesem Sensibilisierungsprozess helfen und erste Schritte in der Selbstanwendung der Introvision ermöglichen. Für eine Selbstanwendung im Zusammenhang mit Kopfschmerzen und Migräne könnte es förderlich sein, ein Kopfschmerztagebuch zu führen. Eine weitgestellte Aufmerksamkeit ist bei allen Bewusstwerdungsprozessen hilfreich.

## Die theoretischen Säulen der Introvision

Introvision basiert auf zwei Theorien, die von der Begründerin der Introvisionsforschung, Angelika C. Wagner, im Rahmen eines Langzeitforschungsprojektes über vier Jahrzehnte entwickelt wurden: die Theorie subjektiver Imperative und die Theorie mentaler Introferenz. Möchten Sie tiefer in das Thema Introvision und die theoretischen Grundlagen einsteigen, empfehlen wir ihr Grundlagenwerk *Gelassenheit durch Auflösung innerer Konflikte. Mentale Selbstregulation und Introvision* (2. Auflage 2011), das fundierte (auch theoretische) Erläuterungen und umfangreiche Zusammenhänge bietet. An eine breitere Zielgruppe richtet sich das Einführungswerk, das sie zusammen mit Renate Kosuch und Telse Iwers-Stelljes 2016 veröffentlicht hat: *Introvision. Problemen gelassen ins Auge schauen*.

In diesem Buch gehen wir tiefer nur auf jene Aspekte ein, die wir für unseren Themenkomplex Introvision als Methode zur Selbsthilfe bei Kopfschmerzen und Migräne als wesentlich betrachten.

## Woran erkennt man innere Konflikte?

Der Sprache kommt in der Introvision eine herausragende Bedeutung zu. Sie ist eine Form, das innere Erleben auszudrücken und für sich selbst und andere zugänglich zu machen. Betrachtet man die Sprache genauer – und das schließt Selbstgespräche mit ein –, dann kann man in ihr Hinweise auf

## Woran erkennt man innere Konflikte?

mögliche subjektive Imperative finden. Deswegen baten wir Sie, zu beobachten, was Ihnen während der Übungen durch den Kopf ging. Denn die Frage, was einem in einer Situation *automatisch* durch den Kopf geht, ist für das Aufspüren eines inneren Konflikts und dessen Kern sehr hilfreich. Liegt eine Situation in der Vergangenheit, so hilft die Methode des Nachträglich Lauten Denkens (NLD). Ziel dieser Methode ist es, so nah wie möglich an das innere Erleben in der jeweiligen Situation heranzukommen. Dabei wird versucht, die inneren Prozesse so in Worte zu fassen, als würde die Situation gerade jetzt durchlebt. Es geht also nicht darum, etwas nachzuerzählen oder gar zu analysieren, sondern vielmehr etwas nacherlebend in Worte zu fassen. Diese Methode ist ein bedeutsamer Baustein in der Introvisionsberatung.

Die Art, wie sich »Schlimm-Gefühle« in der Sprache widerspiegeln ist sehr individuell. Dennoch konnten im Laufe der Introvisionsforschung sprachliche Hinweise, die auf innere Konflikte deuten, gesammelt und in Untersuchungen mehrfach überprüft werden. Diese sind zunächst das, was in der Grammatik als Befehlsform (Imperativ) vorkommt oder – wie schon im Zusammenhang mit dem Muss/Darf-Nicht-Syndrom erläutert – das unausgesprochene Mitschwingen eines solchen Befehls, weil etwas unbedingt sein muss. Wertende Ausdrücke und Übertreibungen, Überverallgemeinerungen können ebenso darauf hindeuten, dass eine imperativische Vorstellung aktiviert ist, wie auch Schimpfwörter und Flüche. Etwas weniger offensichtlich sind Füllwörter, die bedeuten können, dass jemand nicht auf den Punkt kommen mag und lieber um den heißen Brei redet. Auch eine Änderung der Sprachmelodie (lauter werden, flüstern, seufzen, ängstlich oder lachend sprechen usw.) oder eine Änderung des Sprechtempos (schneller oder langsamer reden), untypisches Stottern und Wortfindungsschwierigkeiten können bedeuten, dass das emotionale Innenleben gerade mit einer Nichtübereinstimmung zwischen dem was *ist* und dem was *sein soll* beschäftigt ist. Ein deutlicher Hinweis liegt natürlich vor, wenn eine solche Diskrepanz angesprochen, der innere Konflikt also direkt benannt wird.[12]

Greifen wir noch einmal die Beispiele der nicht aufgehängten Jacke, der ungeschnittenen Hecke und der Steuererklärung auf und betrachten sie bezüglich der sprachlichen Hinweise, die sie uns geben.

- »Das Kind *muss* lernen, die Jacke aufzuhängen! Es *darf nicht sein*, dass sie schon wieder auf dem Boden liegt! *Muss* ich denn *immer* hinterherräumen? Habe ich *nichts Besseres* zu tun, bin ich denn die Putzfrau *von allen* …?!«
- »Der Nachbar *muss* doch auch mal die Hecke schneiden! Es *darf nicht sein*, dass es aussieht wie Kraut und Rüben! Er liegt *immer nur* faul in der Hängematte, statt sich mal aufzuraffen. Ich tue das schließlich auch und ich weiß nicht, wo mir der Kopf steht. Ich würde auch gern *mal einfach nur* in meinem Garten sitzen, die Sonne genießen, *aber das geht halt einfach nicht*!«
- »Es darf doch nicht wahr sein, dass ich *schon wieder* die Steuerunterlagen nicht rechtzeitig einreichen werde. *So schwer kann das doch nicht sein*, nächstes Jahr *muss* ich das *einfach mal* hinkriegen, mich früher dranzusetzen!«

Diese Beispiele zeigen, dass es sich zunächst lediglich um *Hinweise* handelt, denn so manches kann ja – je nachdem, wie es subjektiv empfunden wird – auch ohne »Schlimm-Gefühle« erlebt werden. Es ist zwischen dem Inhalt des Bewusstseins und dem Grad des Imperierungsprozesses, der in der jeweiligen Situation stattfindet, zu unterscheiden. Es gibt Menschen, denen die Hutschnur vor Wut platzt, wenn sie das Gefühl haben, die Putzfrau von allen zu sein, und andere, die bei der identischen Aussage zwar nicht unbedingt gelassen sind, aber angesichts ihrer eigenen Wortwahl innerlich schmunzeln, weil sie wissen, dass die Aussage übertrieben ist.

Ein anderes Beispiel mag diesen Unterschied zwischen Bewusstseinsinhalt und Imperierungsprozess noch ein wenig deutlicher machen. Stellen Sie sich vor, Sie haben einen Termin und kommen verspätet los, sodass Sie nicht pünktlich erscheinen werden. Sie ärgern sich darüber, beeilen sich, schimpfen beispielsweise während des ganzen Weges wie ein Rohrspatz mit sich selbst, weil Ihnen das vielleicht häufiger passiert oder auch weil Ihnen das sonst nie passiert. Sie kommen letztlich hektisch an ihrem Zielort an. Nehmen Sie hingegen Ihr verspätetes Loskommen so wahr, wie es ist (*»Ich komme nicht pünktlich«*), beeilen sich genauso, ärgern sich genauso über sich selbst, können diesen Ärger jedoch wieder herunterpegeln, dann handelt es sich zwar um denselben Bewusstseinsinhalt, jedoch befinden Sie sich nicht in einem so starken Imperierungsprozess (wir nennen es auch imperativische Aufladung) wie in dem ersten Fall. Sie kommen vermutlich zur selben Zeit an, sind im Vergleich aber wahrscheinlich gelassener und weniger angespannt und die Gefahr fiele geringer aus, in der Hektik auch noch das Portemonnaie zu Hause zu vergessen.

## Bewusstseinsinhalte unter den subjektiven Imperativen

Bei all diesen Beispielen wird deutlich, dass eine imperativische Vorstellung auf einer Erkenntnis basiert:
- »Ich räume immer hinterher.«
- »Es geht einfach nicht, dass ich in meinem Garten sitze und die Sonne genieße.«
- »Ich komme zu spät.«

Diese erkenntnisbasierten Bewusstseinsinhalte werden »Subkognitionen« genannt, denn sie agieren nicht so »laut« im Vordergrund des Bewusstseins wie ein subjektiver Imperativ. Subkognitionen haben einen wichtigen Stellenwert – denn wir halten uns bei der Introvision nicht-wertend die Möglichkeit vor Augen, dass der jeweilige subjektive Imperativ nicht eingehalten wurde oder auch in der Zukunft möglicherweise nicht eingehalten werden kann.
- »Es kann sein, dass ich immer hinterherräume.«

- »Möglicherweise geht es einfach nicht, dass ich in meinem Garten sitze und die Sonne genieße.«
- »Es kann sein, dass ich zu spät komme.«

Wenn dieses Vor-Augen-Führen konstatierend erfolgen kann, schauen wir weiter, was an dieser Möglichkeit beklemmend, ängstigend, irritierend oder erschreckend ist. Was ist das Unangenehme daran, immer hinterherzuräumen, nicht im Garten sitzen zu können, zu spät zu kommen? Auf diese Weise nähern wir uns dem Zentrum des Unangenehmen. Ziel der Introvision ist es, das Zentrum des Unangenehmen ein Weilchen konstatierend aufmerksam wahrzunehmen. Zunächst wird das vielleicht nicht so lange möglich sein, doch schaut man wiederholte Male konstatierend hin, wird die innere Erregung peu à peu nachlassen, man kann länger hinschauen und der innere Konflikt löst sich langsam auf. Im Kapitel zum Konstatierenden Aufmerksamen Wahrnehmen wird hierauf detailliert eingegangen.

An dieser Stelle laden wir Sie zu einer Übung ein, die die sprachlichen Hinweise für sich selbst zu erschließen hilft.

**Übung: Soll-Vorstellungen in der Sprache**
Beobachten Sie über ein paar Tage sowohl Ihren inneren Dialog als auch Ihren Sprachgebrauch in der Kommunikation mit anderen. Notieren Sie den Wortlaut so genau wie möglich und versuchen Sie sich im Analysieren der Hinweise, die wir in diesem Abschnitt vorgestellt haben. Welche fallen Ihnen besonders auf? Wo können Sie Unterschiede in der imperativischen Aufladung feststellen? Versuchen Sie zu den subjektiven Imperativen, die Sie bei sich entdecken, die entsprechenden Subkognitionen zu formulieren.

## Konfliktumgehungsstrategien: Dem inneren Ausrufezeichen (vorübergehend) entkommen

Weitere mögliche Hinweise auf innere Konflikte sind die schon erwähnten Konfliktumgehungsstrategien. Auch diese wurden im Laufe der Jahre durch Forschungsarbeiten überprüft und ergänzt. Wie der Begriff nahelegt, wird ein innerer Konflikt durch diese Handlungsstrategien umgangen und nicht aufgelöst. Sie sind somit eine Teillösung, denn sie können in schwierigen Situationen durchaus eine Handlungsfähigkeit aufrechterhalten. Da der innere Konflikt aber nicht gelöst wurde, kann er in ähnlichen Situationen wieder aktiviert werden. Taucht er nicht wieder auf, war er offensichtlich nicht von schwerwiegender Bedeutung. An dieser Stelle genügen wir uns zunächst mit der kurzen Beschreibung eines Bewusstseinskonfliktes als Wahrnehmung einer Diskrepanz zwischen der Realität (IST) und dem subjektiven Imperativ (SOLL) – später gehen wir detaillierter auf unterschiedliche Formen dieser Konflikte ein, die in der Introvision Imperativverletzungskonflikte genannt werden. Denn es handelt sich ja genau darum: Man nimmt wahr, dass etwas, was man sich selbst imperiert, also befohlen hat, nicht eingetreten ist oder (möglicherweise) nicht eintreten wird – der subjektive Imperativ wird in so einem Fall verletzt.

## Konfliktumgehungsstrategien

### Umgang mit dem Konflikt
*Ignorieren, ausblenden*
- Ablenken vom Konflikt, sich etwas anderes vornehmen, z. B.: aufräumen, fernsehen, sich mit Freunden treffen, Alkohol trinken

*Herunterspielen, abwerten, bagatellisieren, lächerlich machen*
- »Das schaffe ich doch mit links!«
- »Es gibt wirklich Schlimmeres.«

*Aufbauschen, sich hineinsteigern, dramatisieren*
- Sich das Schlimmste ausmalen, dramatisieren

### Emotionsbezogene Umgehungsstrategien
*Gefühle imperativisch ausdrücken*
- »Ich darf auf gar keinen Fall versagen!«

*Sich selbst beruhigen*
- »Es wird schon klappen.«
- »Ich werde es schon schaffen.«
- Entspannungsübungen machen.

### Kognitive Umgehungsstrategien
*Theoretisieren, umattribuieren, etikettieren*
- »Diese Schwierigkeit hatte ich schon immer, das liegt in meiner Kindheit begründet.«
- »Wenn ich mich auf Freud beziehe, könnte ich mein Verhalten folgendermaßen deuten ...«

*Realität verzerren, sich etwas einbilden, sich Illusionen machen, sich selbst täuschen*
- »Ich schaffe das schon, es ist bestimmt ganz einfach.«
- »Das Schicksal wird mir zur Seite stehen.«

*Sich eine andere Realität wünschen*
- »Wenn die Welt nur anders wäre ...«
- »Wenn ich mich damals anders entschieden hätte, wäre ich jetzt glücklich.«

## Konfliktumgehungsstrategien

**Imperativbezogene Umgehungsstrategien**
*Re-imperieren, neue Imperative bilden*
- »Morgen fange ich ganz bestimmt an, Sport zu machen.«
- »Ich muss es schaffen!«

*Hierarchisieren von Imperativen*
- Hier wird eine Sollvorstellung zugunsten einer konkurrierenden Sollvorstellung zeitweise zurückgestellt, z. B.: »Es ist wichtiger, meine sozialen Kontakte zu pflegen, als für die Prüfung zu lernen.«

**Handlungsbezogene Umgehungsstrategien**
*Handeln mit dem Ziel der Konfliktumgehung*
- Den Termin absagen, der Situation ausweichen.

*Resignieren*
- »Es bringt sowieso nichts, ich schaffe es eh nicht.«
- »Es hat keinen Sinn, ich werde versagen.«

**Erwartungsbezogene Umgehungsstrategien**
*Negative Erwartungen hegen, katastrophalisieren*
- »Ich weiß, dass es schief gehen wird.«
- Sich das Schlimmste ausmalen, dramatisieren

*Sich Mut machen, auf einen glücklichen Ausgang hoffen*
- »Das haben schon ganz andere geschafft!«
- »Diesmal klappt es bestimmt.«
- »Aller guten Dinge sind drei.«

Vgl. Wagner, A. C. (2011): *Gelassenheit durch Auflösung innerer Konflikte. Mentale Selbstregulation und Introvision.* Kohlhammer, Stuttgart, S. 187 ff.

## Wie kommt es zu einer Imperativverletzung und was passiert dann im Bewusstsein?

Angelika C. Wagner geht in ihrer Theorie mentaler Introferenz davon aus, dass es zwei unterschiedliche Systeme der der Informationsverarbeitung gibt: Das ungestört ablaufende System wird *epistemisches System* genannt (es ist uns weiter oben unter der Bezeichnung »erkenntnisbasierte Bewusstseinsinhalte« bzw. Subkognitionen begegnet), das verzerrende System heißt *introferentes System*. Epistemisch bedeutet »auf Erkenntnis/Wissen basierend«, introferent bedeutet »hineintragen«. Während das epistemische System auf eine Weise wahrnimmt, die mit »So ist es« beschrieben werden kann, trägt das introferente System Informationen in die mentalen Prozesse hinein und überschreibt Bewusstseinsinhalte des epistemischen Systems. Deswegen wird die Introferenz als verzerrendes Eingreifen beschrieben und stellt die Ursache innerer Konflikte dar.

Würden wir nicht in die Informationsverarbeitung, also in unsere eigenen mentalen Prozesse eingreifen, würden wir ausschließlich im »So ist es«-Modus wahrnehmen und handeln – uns also nicht über die hingeschmissene Jacke oder über den Nachbarn ärgern. Können Sie sich vorstellen, ständig in einem solchen Zustand zu sein? Angelika Wagner äußerte sich hierzu kürzlich in einem Seminar: »Ich weiß nicht, ob es Menschen gibt, die ständig und immer in einem Zustand sind, in welchem sie nicht introferent eingreifen.« Sinngemäß sagte sie, es sei normal, in die eigenen mentalen Prozesse einzugreifen, dies tue jeder Mensch. Es sei jedoch außerordentlich erhellend, zunächst zu beobachten, wie sich dieses Eingreifen anfühlt. Sie forderte die Seminarteilnehmer auf, ihre mentalen Prozesse und die daran geknüpften Gefühle zu beobachten, während sie einen Text lesen. Die Teilnehmer waren verblüfft, was ihnen während der kurzen Lese-Übung so alles durch den Kopf ging und wie sehr es sie von der eigentlichen Aufgabe abgelenkt hat. Probieren Sie es doch auch einmal aus!

Das Eingreifen lässt sich als Rettungssystem in Notlagen erklären: Für das Fortbestehen der Gattung Mensch war es natürlich alles andere als nützlich, konstatierend wahrzunehmen: »So ist es, vor mir steht ein zähnefletschender Bär«, um über diesen Weg eine zeitintensive Lösung zu erarbeiten. Effektiver war dann eher ein Imperativ, der zu einer schnelleren Handlung verhalf und die Überlebenschance erhöhte (»Renn um dein Leben!«) und/oder das Anwenden einer Konfliktumgehungsstrategie (»Der ist nicht so gefährlich wie er aussieht, du bist schnell genug und kannst ihm entkommen, das wird schon!«).

»Im Alltag sprechen wir davon, dass wir uns selbst etwas vormachen, einbilden, einreden, suggerieren, uns Illusionen machen, uns etwas schön gucken – und dabei gleichzeitig etwas anderes beiseiteschieben, nicht wahrhaben wollen, ausblenden, ignorieren. Sich etwas einreden und etwas ausblenden sind dabei zwei Seiten derselben Medaille.«[13]

Konfliktumgehungsstrategien sind also an und für sich nicht etwas Negatives, das wir auf jeden Fall unterbinden sollten. Nun ist jedoch der Mensch ein Gewohnheitstier und es können sich auch die Konfliktumgehungsstrategien als Gewohnheit einschleichen und sich gegebenenfalls als Automatismus verfestigen. Der Unterschied zwischen Gewohnheit und Automatismus ist der Grad der Bewusstheit: Man spricht von Gewohnheit, je bewusster einem selbst ist, dass man eine Konfliktumgehungsstrategie anwendet, und von Automatismus, je weniger bewusst es einem selbst ist. Bei dem ersten Mal, dass die Jacke nicht aufgehängt oder die Hecke nicht geschnitten wurde, hat das mentale Eingreifen (z. B. Ignorieren) nicht so aufwühlende Folgen. In der Phase der ersten Anwendung einer Konfliktumgehungsstrategie – also dem ersten introferenten Eingreifen in die Informationsverarbeitung – sind wir uns dessen bewusst. Bei einer Wiederholung, wenn wir in vergleichbaren Situationen mittels unserer gewohnten Strategien (wir alle haben unsere Lieblingsstrategien) immer wieder beispielsweise beschwichtigend oder auch eskalierend in die eigene Informationsverarbeitung eingreifen, können die begleitenden Gefühle von Mal zu Mal schlimmer werden. Beim wiederholten Eingreifen sind wir uns der Konfliktumgehungsstrategien kaum oder nicht mehr bewusst, sie laufen automatisierter ab. Es ist wie mit einem Schneeball: man fängt mit einer kleinen Kugel an und je länger man sie im Schnee rollt, desto mehr Schnee bleibt an ihr haften und sie wird immer größer. Platzt einem irgendwann die Hutschnur, ist die Vehemenz für Außenstehende oftmals nicht nachvollziehbar und ihnen scheint es, als würde aus einer Mücke ein Elefant gemacht.

Wagner verbildlicht das mehrfache Eingreifen anhand eines Teiches: Das epistemische System entspricht der Oberfläche eines spiegelglatten Teiches. Durch das Eingreifen verändert sich die Oberfläche – entweder leicht und kurz durch einmaliges Eingreifen oder nachhaltig und intensiver durch vehementeres und mehrfaches Eingreifen. »Wenn in dem Teich zuvor besonders heftig und lange herumgerührt worden ist, dann dauert es längere Zeit, bis das Aufhören des Herumrührens dazu führt, dass die Wellen abebben und schließlich auslaufen. Handelt es sich hingegen um ein kurzes, erstmaliges Eingreifen, dann kehrt beinahe auf der Stelle wieder Ruhe ein.«[14]

Der Nachteil von Konfliktumgehungsstrategien in unserer heutigen Zeit ist also das wiederholte, automatisierte Anwenden, ohne dass dies eine absichtliche Handlung wäre. Auch hier ist es sinnvoll, sich selbst auf die Schliche zu kommen, um sich für die eigenen automatisierten – weniger bewussten – Handlungen zu sensibilisieren.

**Übung: Konfliktumgehungsstrategien**
Nehmen Sie sich die Liste der Konfliktumgehungsstrategien vor. Welche davon kennen Sie von sich selbst? Denken Sie an verschiedene konkrete Situationen aus Ihrem Alltag und führen sie sich wie Filmaufnahmen vor Augen. Können Sie erkennen, zu welchem Zeitpunkt Sie die Konfliktumgehungsstrategie anwenden? Spüren Sie in sich hinein, wie es Ihnen in der Situation ging. Was ging Ihnen durch den Kopf? Wie hat es sich körperlich angefühlt? Verbinden Sie diese Situation mit einem Bild, einem Ton, einem Gefühl?

Konfliktumgehungsstrategien werden dann angewandt, wenn es innerlich »zur Sache geht« – dann, wenn man dem inneren Erleben einer Situation ausweichen möchte, weil es sich (zu) unangenehm anfühlt. Einhergeht dies mit einer Erhöhung emotionaler Anspannung. Dies äußert sich individuell: manche bekommen Herzklopfen oder sie werden rot, andere schreien innerlich, sie ängstigen sich, es wird ihnen warm, können keine klaren Gedanken mehr fassen, ihnen wird schwindelig oder sie bekommen Kopfschmerzen. Die Liste ist so vielfältig wie es Individuen gibt.

## Psychotonus: Wie geht es Ihrem Gemüt?

Hilfreich für das Einordnen der inneren Befindlichkeit ist die von Wagner entwickelte Psychotonus-Skala. Sie umfasst sieben Stufen zwischen absoluter innerer Ruhe und eskalierendem inneren Konflikt. Es ist kein starres Modell – die Übergänge sind fließend und das Erleben des inneren Zustandes kann innerhalb kurzer Zeit von einer Stufe zu einer anderen wechseln oder sich zwischen zwei Stufen befinden.

Der Psychotonus während eines Imperierungsprozesses wird der Stufe 5 und aufwärts zugeordnet. In diesen Stufen ist der innere Zustand zunehmend angestrengt. Der innere Tonfall wird strenger und schärfer, Eigenmotivation und Selbstermutigungen fallen schwerer als in den vorherigen Stufen. Es kostet mehr und mehr Überwindung, etwas zu tun, zu ertragen oder sein zu lassen, was eine regelrechte Herausforderung darstellt. Die innere Anspannung und Unruhe nehmen zu. Um mit diesem Zustand zurechtzukommen, reißen wir uns zusammen, disziplinieren uns selbst. Selbstbeherrschung, Selbstüberwindung und Anstrengung zeichnen Stufe 5 der Psychotonus-Skala aus.

In der nächsten Stufe, dem akuten Konflikt, ist diese beherrschte Handlung zum Teil nicht mehr umsetzbar. Auch wenn wir alles Mögliche versuchen, um uns zu beruhigen, klingt die innere Unruhe nicht ab – das Gedankenkarussell ist nicht zu stoppen, so sehr wir auch versuchen, aus ihm auszusteigen. Je nach Grund dieses Gemütszustands erleben wir in Stufe 6 »eine Ausprägung von Ärger, Trauer, Angst, Scham oder Verzweiflung«.[15] Ist die Verzweiflung, die Erregung noch stärker und können keine Mechanismen der Vernunft kontrollierenden Einfluss darauf nehmen, spricht man von einem eskalierenden inneren Konflikt (Stufe 7). Die Aufmerksamkeit ist auf dieser Stufe enggestellt, eingenommen von den sehr intensiv wahrgenommenen Emotionen, die einem auch den Schlaf rauben können. Eine absichtliche Aufmerksamkeitslenkung im Sinne von Selbstregulation ist so gut wie nicht möglich, denn das innere Erleben von Verzweiflung oder gar Panik schiebt sich in den Vordergrund der Wahrnehmung, steht sozusagen im Spotlight der ansonsten völlig abgedunkelten Bühne des Bewusstseins. Auf dieser Stufe kann die eigene Handlungsfähigkeit als Blackout oder als ein Gefühl extremer Ohnmacht erlebt werden.

| Psychotonus-Stufe / Zustand |
| --- |
| 7 – eskalierender innerer Konflikt<br>Panik, Verzweiflung, Blackout etc. |
| 6 – akuter Konflikt<br>Angst, Entscheidungsdilemma, Ärger, Depression etc. |
| 5 – Anstrengung, Wille<br>Selbstbeherrschung, Überwindung |
| 4 – Alltagswachbewusstsein<br>Wach, handlungs- und funktionsfähig, willentliches Handeln ohne merkbare innere Widerstände |
| 3 – beginnende Entspannung, Versenkung<br>Abnehmende Erregung, fehlende aktive Willensprozesse |
| 2 – Versunkenheit, Flow-Erleben<br>Einssein, große innere Klarheit, Trance |
| 1 – absolute innere Ruhe<br>Zeitlosigkeit, innere Leere, Ichlosigkeit |

### Übung: Psychotonus-Skala
Gehen Sie die einzelnen Stufen der Psychotonus-Skala durch und überlegen Sie, welche der Stufen Sie selten erleben und welche oft. Fallen Ihnen Beispiele ein, die für Sie typisch sind? Beobachten Sie sich in den nächsten Tagen und ordnen Sie Ihr inneres Erleben von unterschiedlichen Situationen den Stufen zu. Was ging Ihnen in den jeweiligen Situationen durch den Kopf?

In den vorhergehenden Ausführungen wurde oft der innere Konflikt angesprochen – also der Konflikt, den das Bewusstsein mit sich selbst hat, weil eine innere Vorgabe nicht eingehalten werden kann. Nun gehen wir ein wenig mehr ins Detail. Innere Konflikte (wir nennen sie auch Imperativverletzungskonflikte) unterscheiden sich von Mensch zu Mensch. Sie ähneln sich zwar in ihrer Struktur, doch je mehr man sich mit den feinen Unterschieden auseinandersetzt, umso sensibilisierter ist man dafür, worum die Gedanken gerade kreisen.

## Der Imperativverletzungskonflikt: Wenn ein subjektiver Imperativ nicht eingehalten werden kann

Bisher haben wir einen Imperativverletzungskonflikt so beschrieben, dass etwas nicht so ist, wie es subjektiv sein sollte. Wird diese Diskrepanz nicht konstatierend wahrgenommen und ruft sie »Schlimm-Gefühle« hervor, führt sie zu einem Anstieg von Erregung und Anspannung – also zu einer Steigung des Psychotonus. Bei näherer Betrachtung lassen sich inhaltliche Unterschiede ausmachen.

Imperativverletzungskonflikte lassen sich unterscheiden in:
- Realitätskonflikte
- Imperativkonflikte
- Undurchführbarkeitskonflikte
- Konflikt-Konflikte

Diese Unterteilung dient hauptsächlich der Sensibilisierung für die unterschiedlichen Konfliktbestandteile, denn je komplizierter ein innerer Konflikt ist, desto eher wird er nicht nur einer dieser Grundformen zuzuordnen sein.

Realitätskonflikte werden wiederum in Möglichkeitskonflikte und Gewissheitskonflikte unterteilt. Die Unterscheidung liegt darin begründet, dass ein subjektiver Imperativ möglicherweise verletzt wird oder dass eine solche Verletzung sogar als Tatsache eingestuft wird. Hier zwei Beispiele:

»*Wenn ich übermorgen meine Rede halte, wird mich wahrscheinlich niemand verstehen, weil ich vor Nervosität viel zu leise sprechen werde.*« (Möglichkeitskonflikt)

»*Gestern habe ich eine Kundin gefragt, wie alt ihre Tochter sei. Sie antwortete total pikiert: ›Mein Sohn? Der ist 10 Jahre alt.‹ Das war mir so peinlich!*« (Gewissheitskonflikt)

Die Imperativkonflikte bestehen aus mehreren subjektiven Imperativen, die sich gegenseitig verhindern. Die Erfüllung des einen Imperativs verletzt den anderen, der fast zeitgleich im Bewusstsein auftaucht.

»*Ich finde schon, dass mein Nachbar endlich seine Hecke schneiden soll! Und andererseits fühle ich mich dann so spießig, als wäre ich so schlimm wie meine Mutter!*«

»*Es darf nicht sein, dass sich jetzt schon wieder Kopfschmerzen anbahnen! Ich darf mich auf keinen Fall jetzt auch noch verspannen, denn dann werden die Kopfschmerzen erst recht schlimm und ich schaffe es nicht, den Abgabetermin einzuhalten.*«

Bei einem Undurchführbarkeitskonflikt (auch Umsetzungskonflikt) fehlen notwendige Ressourcen, um entsprechend der inneren Vorgabe handeln zu können. Beispielsweise verfügt man nicht über das notwendige Wissen zu einem bestimmten Thema, um eine gute Präsentation darüber halten zu können. Oder man hat keine Ideen, um eine gelungene Geburtstagsüberraschung zu zaubern. Bei einem Undurchführbarkeitskonflikt kreisen die Gedanken um diese Leerstelle in der Informationsverarbeitung, ohne dass es möglich ist, sie konstatierend wahrzunehmen. Manchmal kommt es auch vor, dass ein subjektiver Imperativ nicht erfüllt werden kann, weil er ein Paradox in sich darstellt:

»*Du musst jetzt spontan sein!*«
»*Ich muss sofort einschlafen!*«

Ein Konflikt-Konflikt ist ein Phänomen, bei dem »Schlimm-Gefühle« auftreten, weil Sie sich überhaupt in einem inneren Konflikt befinden. Beispielsweise der Ärger darüber, zum wiederholten Male etwas nicht getan, nicht erreicht, nicht umgesetzt zu haben. Der Ärger darüber, sich zu ärgern und nicht gelassen zu sein. Der Ärger über sich selbst, wieder zu spät aufgebrochen zu sein, immer noch zu rauchen, noch nicht abgenommen zu haben.

**Übung: Imperativverletzungskonflikte**
Kennen Sie aus Ihrem Alltag Imperativverletzungskonflikte? Versuchen Sie, diese Situationen den unterschiedlichen Konflikttypen zuzuordnen.

## Zusammenfassung: Die theoretischen Säulen

Im zweiten Teil dieses Kapitels sind wir auf die beiden theoretischen Säulen der Introvision eingegangen. Die Theorie subjektiver Imperative bietet Möglichkeiten, innere Konflikte zu erkennen, während die Theorie mentaler Introferenz erklärt, warum die Informationsverarbeitung »hängenbleibt«.

Zunächst wurden sprachliche Hinweise auf Impierierungsprozesse vorgestellt, welche neben der grammatikalischen Befehlsform auch Wertungen, Füllwörter und Änderungen von Sprachmelodie und Sprechtempo und andere sein können. Die Konfliktumgehungsstrategien bieten ebenfalls mögliche Hinweise auf innere Konflikte, denn sie zeigen, wo das Bewusstsein durch Ignorieren, Schönreden usw. etwas Unangenehmem ausweicht. Konfliktumgehungsstrategien wurden als Handlungen beschrieben, die zwar nicht zu einer langfristigen Auflösung eines inneren Konflikts führen, dennoch in schwierigen Situationen eine Handlungsfähigkeit sichern und somit als Teillösungen betrachtet werden können. Konfliktumgehungsstrategien stellen an und für sich nicht etwas Negatives dar.

Die Theorie mentaler Introferenz erörtert die zwei Systeme der Informationsverarbeitung: einerseits das erkenntnisbasierte, epistemische System, welches ungestört abläuft, und andererseits das introferente System, welches durch das Hineintragen und Überschreiben von Informationen die Wahrnehmung verzerrt.

Die epistemische Entsprechung eines subjektiven Imperativs wird Subkognition genannt. Während *»Es darf nicht sein, dass ich immer allen ständig hinterherräumen muss!«* aufgrund der imperativischen Aufladung dem introferenten System zugeordnet wird, lautet die (epistemische) Subkognition dieser Aussage: »*Es kann sein, dass ich immer allen ständig hinterherräumen muss*«.

Wird eine imperativisch aufgeladene Wahrnehmung in Form einer Subkognition wiedergegeben, ist es möglich, diesen Bewusstseinsinhalt konstatierend, d. h. nicht-wertend zu betrachten. Ist dies über einen immer länger andauernden Zeitraum möglich, so kann es zu einer Auflösung des inneren Konfliktes kommen.

Innere Konflikte führen zu einer Änderung der Befindlichkeit. Um diese einordnen zu können, wurde eine Psychotonus-Skala entwickelt, die sieben Stufen umfasst (von absoluter innerer Ruhe bis eskalierendem Konflikt). Innere Konflikte werden den Stufen 5 bis 7 zugeordnet, in welchen die Aufmerksamkeit zunehmend enggestellt ist und die Möglichkeit der absichtlichen Aufmerksamkeitslenkung abnimmt.

## Zusammenfassung: Die theoretischen Säulen

Abschließend wurden die unterschiedlichen Strukturen von Imperativverletzungskonflikten vorgestellt, um zu verdeutlichen, worum Gedanken während eines inneren Konfliktes kreisen können.

Im nächsten Kapitel kommen wir zur dritten Säule der Introvision: das Konstatierende Aufmerksame Wahrnehmen. Diese Methode ermöglicht das Herausarbeiten des Kernimperativs wie auch dessen Auflösung.

# Konstatierendes Aufmerksames Wahrnehmen: Wie man lernt, die Dinge zu sehen, wie sie sind

Der Titel dieses Kapitels klingt sperrig. Dahinter verbirgt sich aber etwas ganz Praktisches, nämlich eine Anleitung, um die eigene Wahrnehmung zu trainieren, quasi ein Trainingsplan. Sie haben bereits damit angefangen, als Sie in dem vorangegangenen Kapitel die ersten einführenden Übungen gemacht haben. Sie haben begonnen, sich innerlich mit Ihren eigenen Konflikten auseinanderzusetzen, vielleicht führen Sie schon ein Kopfschmerztagebuch.

Wenn Sie selbst unter Kopfschmerzen oder Migräne leiden, kennen Sie vielleicht die Spirale, die sich hochschraubt, wenn zu den Kopfschmerzen auch Empfindungen und Befürchtungen kommen wie: »*Es darf nicht sein, dass ich jetzt Kopfschmerzen bekomme! Dann kann ich den ganzen Tag (und vielleicht auch die nächsten?) vergessen und ich wollte so viel erledigen!*« – So wird der Kopfschmerz selbst zu einem Stressauslöser. Es kann an diesem Punkt hilfreich sein, mit der Introvision zu arbeiten und so gleich zu Beginn diesen Teufelskreis zu stoppen.

Haben Sie schon einmal erlebt, dass Sie weniger unter Ihren aktuell vorhandenen Kopfschmerzen gelitten haben, wenn Sie sich befohlen haben, dass die Schmerzen nicht da sein dürfen? Wahrscheinlich nicht, denn mit diesem Befehl verstärken Sie den Stress und verfügen so über weniger Ressourcen, um sich tatsächlich damit zu beschäftigen, was Ihnen helfen könnte, um zu erreichen, dass es Ihnen in diesem Moment besser geht. Die Gedanken kreisen zwischen »*Ich habe Kopfschmerzen.*« – »*Das darf nicht sein!*« – »*Mist, sie sind aber da …*«

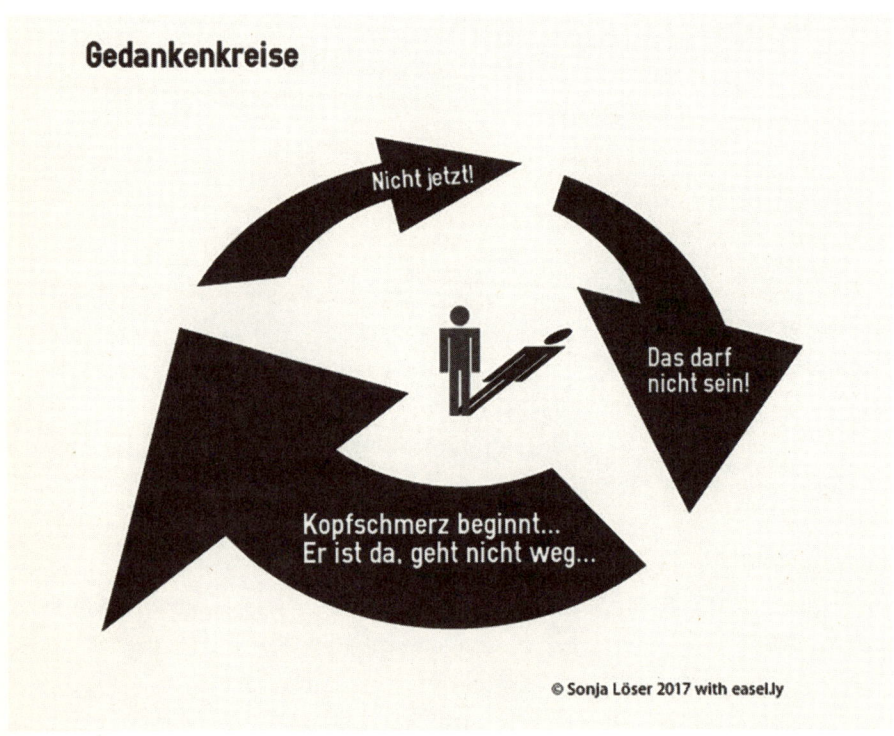

**Abbildung 3: Gedankenkreise bei Kopfschmerzen**

## Wie man lernt, die Dinge zu sehen, wie sie sind

Es lohnt sich nicht, sich mit den Dingen zu beschäftigen oder gar gegen sie anzukämpfen, die ich nicht ändern kann. Es reicht schon, wenn ich meine Aufmerksamkeit dem widme, worauf ich einen Einfluss habe. Das zu unterscheiden ist in manchen Lebenslagen gar nicht so einfach. Das wusste bereits der griechische Philosoph Aristoteles:

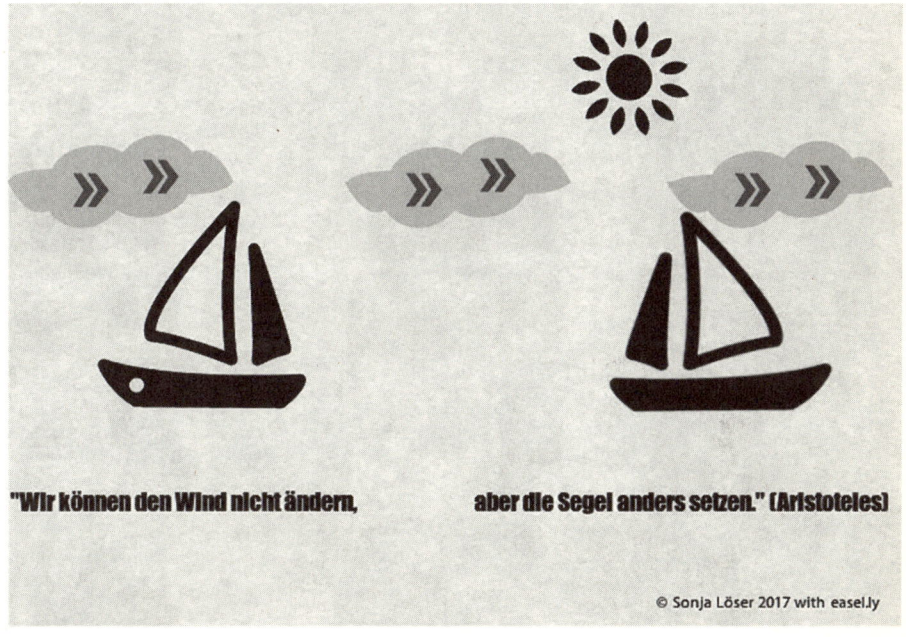

**Abbildung 4: Aristoteles – »Wir können den Wind nicht ändern, aber die Segel anders setzen.«**

Schauen wir uns noch einmal das Beispiel des Zuspätkommens an: Sie sind auf dem Weg zu einem wichtigen Termin und dieses Mal überpünktlich losgegangen, doch der Zug hat Verspätung. Jede Sekunde, die der Zug nicht kommt, werden Sie angespannter, Sie atmen hektischer, Ihr Herz schlägt schneller, Ihr Stresspegel steigt. In dem Moment, in dem es Ihnen gelingt, dass Sie sagen können: »*Ok, es nervt, dass der Zug Verspätung hat – aber ich kann daran nichts ändern, also schaue ich, wie ich am besten damit zurechtkomme und setze die Segel auf ›Verspätung‹ statt auf ›Kampf gegen Windmühlen‹*«, sind Sie der Gelassenheit schon einen Schritt nähergekommen.

## Exkurs: Was ist eigentlich Stress?

Stress kommt aus dem Englischen und bedeutet: Druck, Anspannung. Einem Material wird Stress in Form von Belastung, z. B. durch Gewicht, zugefügt. So wird die Haltbarkeit von Materialien getestet. Bei Menschen führt Stress zu physischen und psychischen Reaktionen.

• • • • • • • • • • • • • • • • • • • • • • • • • • • • • • • • • • • • • • • • • • • • •

**Übung: Stresstest**
Führen Sie bei sich einen »Stresstest« durch. Spüren Sie eine Weile in Ihren Körper hinein und fragen Sie sich:
- Wie fühlen Sie sich?
- Wo ist Ihr Körper entspannt?
- Wo ist er angespannt?

Achten Sie dabei auf Ihre Atmung.
• • • • • • • • • • • • • • • • • • • • • • • • • • • • • • • • • • • • • • • • • • • • •

Stress erlebten Menschen in der Steinzeit in lebensbedrohlichen Situationen (Bedrohung durch Feinde oder Naturkatastrophen). In so einem Moment ging es um Leben oder Tod, fressen oder gefressen werden.

## Exkurs: Was ist eigentlich Stress?

Heute kann Stress durch eine Reihe von Faktoren ausgelöst werden. Dazu gehören Kälte, Hitze, Lärm, Konflikte, Angst, Befürchtungen, Schichtarbeit, Schlafmangel, Zeitmangel und vieles mehr.

In dem Moment, in dem Stress ausgelöst wird, reagiert der Körper mit erhöhter Alarmbereitschaft. Es werden biochemische Prozesse in Gang gesetzt, die für kurze Zeit besonders leistungsfähig machen und Empfindungen wie Schmerz oder Hunger eine gewisse Zeit dämpfen. Wenn der Körper Stress empfindet, schaltet er in einen Überlebensmodus. Funktionen, die nicht unmittelbar zum Überleben wichtig sind, werden heruntergefahren. Alles wird auf Kampf oder Flucht konzentriert. Die Atmung wird schneller, die Herzfrequenz steigt, das Immunsystem wird heruntergeregelt, nicht lebenswichtige Körperteile werden weniger durchblutet. Dies war in der Steinzeit eine nützliche Überlebensstrategie.

Der Stress, unter dem die meisten Menschen heute leiden, ist in der Regel nicht akut lebensbedrohlich. Trotzdem reagiert der Körper wie vor zwei Millionen Jahren (Steinzeit-Genom), die gleichen Hormone werden ausgeschüttet, Atmung, Herzfrequenz, Durchblutung verändern sich und das Immunsystem wird heruntergefahren. Doch in den meisten Fällen kommt es nicht zur Flucht oder zu einem Kampf, und wenn der Stress nicht auf andere Weise (z. B. durch Bewegung oder Entspannungsübungen) wieder abgebaut wird, verbleiben die ausgeschütteten Hormone länger im Körper. Folgt neuer Stress, ohne dass Erholung stattgefunden hat, kann es zu Dauerstress kommen. Ein dauerhaft hoher Stresshormonpegel hemmt die Produktion von Dopamin (ein Botenstoff, der im Belohnungssystem z. B. für Glücksgefühle zuständig ist), was langfristig zu Depressionen führen kann. Leben in dauernder Alarmbereitschaft kann noch viele weitere physische und psychische Schäden hervorrufen, etwa häufige Infektionen, Herzerkrankungen, Tinnitus, Diabetes, Schlafprobleme, Magen-Darm-Probleme, Verspannungen, Rückenbeschwerden, Abbau von Gehirnmasse, Zeugungsunfähigkeit, Depressionen usw. Nicht alle Menschen reagieren gleich auf Stress und Belastung.

Stress ist nicht grundsätzlich etwas Negatives. Er kann motivieren und dafür sorgen, dass eine ungewöhnliche Herausforderung aktiv und kreativ gelöst wird. Es gibt Menschen, die gut mit Stress umgehen können und die in der Lage sind, Stress wieder abzubauen und sich zu erholen (»Erholungs-Kompetenz«). Anderen fällt es schwer, aus der Stresssituation herauszukommen und den Stress abzubauen. Denn der Körper denkt auch nach Feierabend noch, dass eine lebensbedrohliche Gefahr besteht, obwohl der Kollege, mit dem es Streit gab, kilometerweit entfernt ist.

Wer sich häufig gestresst fühlt, sollte überlegen, in welchen Situationen der Stress auftritt (Stresstest) und wie ungesunder Stress vermieden werden kann. Um Stress zu verringern, muss man ihn allerdings zunächst erkennen. Gelingt dies, kann eine bewusste Entscheidung getroffen werden, ob die Herausforderung angenommen werden soll – oder nicht. Denn eine wichtige Strategie zur Stressvermeidung ist, auch Nein sagen zu können (»Nein-sage-Kompetenz«).

Wer unter Stress leidet, kann lernen, anders damit umzugehen. Günstige Bedingungen zur Vermeidung von schädlichem Stress sind »körperliche Aktivität, ausreichend Schlaf, eine ausgewogene Ernährung, regelmäßige Pausen. Und ganz wichtig: Urlaube«, sagt Samuel Melamed, Mediziner an der Universität Tel Aviv. »Wertschätzung und ein stabiles emotionales Netzwerk« und nicht zu viel Fremdbestimmung nennt Isabella Heuser, Stressforscherin an der Charité, als wichtige Faktoren.[16]

Es gibt verschiedene Möglichkeiten, um Stress abzubauen: Bewegung im Freien, tanzen, laufen, jegliche Art von Bewegung oder Sport hilft dem Körper, die ungenutzte Stressenergie wieder abzubauen, die in der Steinzeit in Kampf oder Flucht gebraucht wurden. Wichtig ist, dass auf Belastung auch Erholung folgt. Je größer die Belastung, umso größer wird auch der Erholungsbedarf. Wer Schwierigkeiten damit hat, gedanklich aus der Stresssituation herauszukommen, sollte üben, sich zu entspannen und mit dem Gedankenkreisen aufzuhören. Autogenes Training, Progressive Muskelrelaxation, Achtsamkeitsübungen, Meditation, Focusing und Introvision sind einige von vielen Methoden, um Entspannung zu lernen und Erholung zu üben.

## Wie lässt sich Gelassenheit trainieren?

Über viele Jahrzehnte hat sich ein Übungsverfahren zum Erlernen des Konstatierenden Aufmerksamen Wahrnehmens (KAW) in der Introvision etabliert, mit dem wir Stück für Stück die Wahrnehmung trainieren und steuern lernen können. Die Übungen haben Ähnlichkeiten mit Focusing,[17] mit verschiedenen Formen der Achtsamkeit[18] sowie mit Formen der Meditation[19] und haben sich in der Praxis über viele Jahre zu einem Standardtraining entwickelt. Mit ihnen lässt sich mehr Gelassenheit im Alltag, aber auch in schwierigen Situationen entwickeln. Ein anderes zentrales Ziel dieser Übungen ist das Erkennen und Auflösen von inneren Konflikten und deren Ursachen.

Das klingt spektakulär, ist aber mit einem längeren Prozess verbunden, auf den sich alle, die tatsächlich etwas verändern möchten, bewusst einlassen müssen. Unserer Erfahrung nach können Veränderungen häufig Sorgen und Ängste mit sich bringen. Z. B. die Befürchtung: »*Wenn ich keine Angst mehr habe, zu spät zu kommen, dann gebe ich mir ja keine Mühe mehr, pünktlich zu sein, und werde zum totalen Chaoten. Also behalte ich lieber meine Angst vor dem Unpünktlichsein.*« Solche Befürchtungen stellen sich häufig ein, wenn es darum geht, alte Gewohnheiten abzulegen. Denn wir können uns prima an diesen Gewohnheiten festhalten. Schließlich geben sie uns Struktur und Sicherheit. Auch im vollen Bewusstsein, dass Rauchen ungesund und zudem teuer ist, kann der Gedanke, »nicht mehr zu rauchen« eine große Unsicherheit auslösen: »*Was mache ich denn dann in der ›Raucherpause‹?*« »*Wie überbrücke ich Wartezeiten an der Bushaltestelle?*« »*Was mache ich, wenn ich nervös bin oder wenn ich so ein starkes Bedürfnis nach Zigaretten habe?*« »*Wenn ich statt zu rauchen mehr esse, werde ich dick!*« »*Und wenn ich doch wieder anfange? Dann war alles umsonst und ich habe mich auch noch bei allen blamiert, die mein Scheitern miterlebt haben.*«

Sie sehen, ganz schnell geht es gar nicht mehr um das Rauchen, sondern darum, zu scheitern und sich zu blamieren. Diese Erfahrung machen wir mit der Introvision immer wieder. Das Thema, welches am Anfang präsent ist und uns quält, ist selten die Ursache für unseren eigentlichen Leidensdruck.

Mit dem KAW und der Introvisionsberatung ist es möglich, auf gezielte Art herauszufinden, welches Kernthema sich hinter dem vordergründigen Problem oder Konflikt verbirgt. Spannend ist, dass in der Regel ein persönliches Kernthema hinter den meisten Themen steckt, mit denen wir im Alltag zu kämpfen haben. Sie können sich das ungefähr wie bei dem Imperativbaum vorstellen, den Sie bereits im Kapitel zur Introvision kennengelernt haben. Wenn Sie den »Ästen«, an denen die Themen hängen, die Sie im Alltag belasten, über den Stamm zu den Wurzeln folgen, stoßen Sie irgendwann auf den Punkt, wo die Alltagsthemen zu einem zentralen Thema zusammenlaufen. In dem Moment, in dem es Ihnen gelingt, diesen zentralen Punkt wahrzunehmen und nicht zu verdrängen oder davor wegzulaufen (was normale menschliche Reaktionen sind), stellen Sie fest, dass das, was da unten schlummert, ein Thema ist, mit dem Sie vertraut sind, weil Sie es die meiste Zeit Ihres Lebens schon mit sich herumtragen – und dass es gar nicht so schlimm ist, wie es sich von weitem immer anfühlt.

## Imperative und Scheinriesen

Kennen Sie den Scheinriesen Herrn Tur Tur bei *Jim Knopf*? Der erscheint immer größer, umso weiter man sich von ihm entfernt. Wenn man sich ihm aber nähert, wird er immer kleiner, bis er sich als normal großer, freundlicher Mann entpuppt, der in der Wüste lebt, damit sich nicht dauernd Leute vor ihm erschrecken. So ähnlich funktioniert es mit der Introvision: Die eigenen inneren Scheinriesen verlieren ihren Schrecken, wenn ich den Mut aufbringe, mich ihnen zu nähern. Dann stelle ich fest, dass es sich um Themen handelt, denen ich auf Augenhöhe begegnen kann und vor denen ich nicht weglaufen muss. Bei näherem Hinsehen stelle ich fest, dass es sich dabei sogar um einen Teil von mir handelt, der sehr viel mit meiner Identität zu tun hat und meine Persönlichkeit mitbestimmt. Trotzdem fühlt es sich im ersten Moment nicht unbedingt angenehm an, sich diesen Themen zu nähern. Jim Knopf hat schließlich auch ziemlich große Angst und hält den Scheinriesen für äußerst gefährlich. Mit Lukas dem Lokomotivführer zusammen traut er sich dann aber, Herrn Tur Tur zu begegnen. Wir wünschen uns, dass die Introvision der Lukas an Ihrer Seite wird!

**Warum soll ich dem »Schlimmen« ins Gesicht sehen?**
Da Sie zu dem Zeitpunkt, zu dem Sie sich dem Kernthema nähern, schon vertraut mit den Wahrnehmungsübungen der Introvision sind, können Sie diese schwierigen Gedanken, Gefühle und Bilder auf eine andere Art anschauen, als Sie es bisher gewohnt waren – nämlich feststellend und gelassen: »*Aha, so ist das also, so fühlt sich das an ...*« Wie in dem vorangegangenen Kapitel beschrieben, führt diese Art der Wahrnehmung zu einer Distanz, die es ermöglicht, den Tunnelblick aufzugeben und so wieder handlungsfähiger zu werden. Denn im Tunnel ist es eng und schwierig, sich zu bewegen, es ist schwer, auch einmal die Umgebung zu betrachten. In dem Moment, in dem ich aus dem Tunnel herauskomme, erkenne ich ein größeres Spektrum von Möglichkeiten um mich herum und habe wieder einen größeren Handlungsspielraum.

- Wenn ich, wie der Nachbar aus dem Beispiel, auch einfach in meinem Garten liegen möchte: Warum probiere ich es denn nicht einfach einmal? (Anstatt mich über den Nachbarn aufzuregen, der genau das macht, was ich auch gern machen würde.)
- Wenn ich weiß, dass ich höchstwahrscheinlich zu spät zu dem wichtigen Termin komme, warum bleibe ich nicht ruhig und melde mich bei meinem Terminpartner, um die Verspätung anzukündigen? (Anstatt die ganze Zeit über nervös auf die Uhr zu starren oder mich über die Bahn aufzuregen.)

Beides ist schwierig, wenn ich mich in einem Zustand großer innerer Anspannung befinde. Das KAW kann in solchen Situationen dazu beitragen, dass man sich schneller beruhigt und wieder einen klaren Kopf bekommt. Genau das passiert in dem Moment, in dem Sie mental einen kleinen Schritt aus der Situation heraustreten. Das ist schon ausreichend, um wieder etwas Abstand zu erlangen und genauer hinschauen zu können: Was regt mich hier eigentlich so auf?

Der Effekt dieses Hinschauens ist, dass Sie Schritt für Schritt die Stärke der Verbindung bearbeiten, durch die das Thema an ein sehr unangenehmes Gefühl gekoppelt ist. Wenn das gelingt, sprechen wir davon, dass die Kopplung von Gefühl und Thema aufgehoben wird und sich der Konflikt (der aus mehreren Faktoren besteht) an dieser Stelle auflöst. Das heißt, dass in dem Moment, in dem im Alltag das Thema getriggert wird und Sie normalerweise automatisch auf eine bestimmte (von dem unangenehmen Gefühl ausgelöste) Weise reagieren, eine neue Handlungsmöglichkeit (die nicht automatisch erfolgt) möglich wird.

Erste Erfolge werden oft schon erlebt, wenn wir an den Themen arbeiten, die sich weiter oben in dem Baum befinden. Hier lässt sich die Methode auch gut als akute Intervention anwenden. Wir sprechen dann von Blitzintrovision. Noch weitreichendere Veränderungen werden erreicht, wenn das Kernthema herausgefunden und bearbeitetet wird. Dies hat dann eine quasi universelle Wirkung auf die verschiedenen Themen an den Ästen des Baums.

Wichtig ist, dass Sie mit der Methode KAW vertraut und darin geübt sind, auch mental eine nicht-wertende Haltung einzunehmen. Sonst laufen Sie Gefahr, dass Sie sich ungewollt doch in die unangenehmen Themen hineinsteigern oder lieber nicht so genau hinsehen. Beides führt nicht zu den gewünschten Effekten, die wir mit der Introvision erreichen wollen.

## Exkurs: Kopfschmerzen und Hypnose

Ähnlich wie die Introvision geht die Hypnose davon aus, dass es Prozesse gibt, die in uns ablaufen und die dazu führen, dass wir unter Kopfschmerzen und Migräne leiden, und dass wir mit Methoden, die einen Zugang zu den im Alltag nicht zugänglichen Gedanken und Gefühlen herstellen können und eine Auseinandersetzung mit dem inneren Erleben ermöglichen, Einfluss auf diese Auslöser nehmen können. Natürlich gibt es in beiden Fällen *keine* Garantien wie: »*Wenn ich nur genug Hypnose oder Introvision mache, verschwinden meine Kopfschmerzen und Migräne.*« Über Zauberkünste dieser Art verfügt unseres Wissens nach bisher keine Methode, denn die Veranlagung zur Entwicklung von Kopfschmerzen oder Migräne wird bestehen bleiben. Bei beiden Methoden geht es eher darum, die Auslöser für Kopfschmerzen und Migräne zu bestimmen und Veränderung in lange existierenden, im Unbewussten verankerten Grundmustern zu erreichen.

Möglich ist dies, weil auch das Unbewusste nicht starr ist. Experten sprechen in diesem Zusammenhang von Neuroplastizität. Das heißt, dass die Verknüpfungen in unserem Gehirn auch bis ins hohe Alter noch veränderbar sind. Leider lässt sich das Gehirn nicht einfach umprogrammieren, wie es bei einem technischen Gerät möglich ist. Der Ansatz liegt auch hier darin, die gewohnheitsmäßigen Strukturen zu erkennen und zu verstehen, um die individuellen Veränderungsmöglichkeiten freizulegen, die von belastenden und oft negativen Strategien überlagert werden. Denn das Dumme und zugleich Schöne daran ist, dass sowohl das Problem als auch die Lösung in uns selbst schlummern. Nur kommen wir an die Lösungen schwer heran, wenn wir so sehr mit dem Problem und seinen Auswirkungen beschäftigt sind. Daher zielt die Hypnosetherapie darauf ab, »dem Unbewussten Gelegenheit zu geben, die sonst als Schmerz vorgetragenen Botschaften im Zustand tiefer neuronaler Entspannung konstruktiv zu formulieren und deutlich zu machen, wo die Präferenzen für eine dauerhafte Gesundung zu setzen sind«.[20]

In der Introvision würden wir davon sprechen, dass eine Veränderung der Selbstwahrnehmung und eine bessere Selbstreflexion dazu führen können, dass die Signale des Körpers schneller wahrgenommen und erkannt werden können. Der Körper signalisiert seine Bedürfnisse normalerweise sehr deutlich. Nur sind wir es inzwischen gewohnt, diese Signale zu übergehen. Egal ob Hunger, Durst, Müdigkeit oder Harndrang, die meisten Menschen lernen bereits in der Kindheit, diese Grundbedürfnisse zwar zu bemerken, aber ihre Befriedigung auf später zu verschieben. In dem Moment, wo es wieder möglich wird, die eigenen Bedürfnisse zu spüren und ernst zu nehmen, wird es leichter, gut für sich selbst zu sorgen und im Hier und Jetzt zu sein. Wie gut es Ihnen geht und ob Sie sich im Hier und Jetzt wohlfühlen, können Sie gut anhand der Psychotonus-Skala überprüfen. In welchem Psychotonus-Zustand befinden Sie sich? Sind Sie eher wach und handlungsfähig? Oder fällt es Ihnen schwer, sich zu konzentrieren, weil Sie angestrengt oder vielleicht besonders entspannt sind? Spüren Sie öfter in sich hinein. Das führt übrigens auch zu einer besseren Körperhaltung, denn wenn Sie sich über eine Fehlhaltung bewusst werden, können Sie etwas daran ändern und haben am Ende des Tages vielleicht etwas weniger Rückenschmerzen oder Nackenverspannungen.

## Erfahrungen mit dem Kopfschmerztagebuch

Um sich über das eigene Schmerzerleben bewusster zu werden, empfehlen wir das bereits vorgestellte Kopfschmerztagebuch über einen Zeitraum von mehreren Wochen, am besten Monaten zu verwenden. Die mit dem Tagebuch einhergehende Selbstbeobachtung ist ein wichtiger Schritt in Richtung Introvision. Denn Sie haben damit bereits angefangen, ein Stück weit in sich hineinzuschauen. Eine Klientin hat einmal diesen Satz mit in die Beratung gebracht: »*Nur wenn ich anerkenne, wie es ist, kann ich daran etwas ändern.*« Das kommt unserer Praxis sehr nahe, denn nur wenn ich lerne, den IST-Zustand zu sehen, kann ich anfangen, etwas an ihm zu ändern. Das Tagebuch ist ein

Hilfsmittel, um immer wieder den IST-Zustand zu sehen. Wenn dies gelingt, wird auch Veränderung möglich.

**Übung: Kopfschmerztagebuch**
Wenn Sie ca. vier Wochen lang das Kopfschmerztagebuch geführt haben, möchten wir Sie zu einigen Fragen einladen. Schauen Sie sich die Fragen in Ruhe an und überlegen Sie, ob Ihnen etwas dazu einfällt. Machen Sie sich Notizen, auch wenn Sie spontan den Eindruck haben, dass das, was Ihnen dazu durch den Kopf geht, unlogisch ist oder gar nichts mit Ihrem Thema zu tun hat. Es handelt sich nicht um einen Test oder eine Prüfung. Es geht nur darum, dass Sie mit Ihrem ganz persönlichen Erleben vertrauter werden – da gibt es kein »falsch« oder »richtig«.

**Fragen zum Kopfschmerztagebuch:**
- Was ist Ihnen im Verlauf Ihrer Aufzeichnungen aufgefallen?
- Gibt es klassische Auslöser für Ihre Kopfschmerzen oder Migräne?
- Wann und woran merken Sie, dass sich Kopfschmerzen oder Migräne anbahnen?
- Was hat Sie bisher davon abgehalten, das Tagebuch zu führen?
- Was hat Sie motiviert, das Tagebuch zu führen?
- Welche Erkenntnisse konnten Sie nach vier Wochen über Ihre Kopfschmerzen/Migräne gewinnen?
- Hat sich etwas verändert, seit Sie das Tagebuch führen?

Wenn Sie Ihre Notizen gemacht haben, legen Sie diese ab. Notieren Sie auf dem Blatt oder einem Umschlag das Datum und lassen Sie Ihre Antworten an einem ruhigen Ort schlummern. Schauen Sie frühestens nach einer Woche, spätestens wenn Sie alle KAW-Übungen trainiert haben, wieder hinein.

Dass Sie die Notizen erst einmal ruhen lassen, ermöglicht Ihrer Gedankenverarbeitung, im Hintergrund weiter mit den Fragen beschäftigt zu sein, ohne dass Sie aktiv eingreifen (z. B. die Antworten schöner oder besser formulieren). Diese Übung kann dabei helfen, an die unbewussten Gedanken und Verknüpfungen näher heranzukommen. Schauen Sie, was passiert, wenn Sie Ihre Notizen einfach liegen lassen. Auch ohne Ihr aktives und bewusstes Zutun arbeiten die Gedanken weiter, werden dabei aber nicht vom Muss/Darf-Nicht-Syndrom gestört.

## Konstatierendes Aufmerksames Wahrnehmen

Nach diesen wichtigen grundlegenden Ausführungen zur bewussten Wahrnehmung wollen wir nun richtig in das Hauptthema dieses Kapitels einsteigen: das Konstatierende Aufmerksame Wahrnehmen (KAW). Das KAW ist eine Methode, die Sie immer und überall mit den Ihnen zur Verfügung stehenden Sinnen durchführen können. Bevor wir zu den praktischen Übungen kommen, wollen wir uns vergegenwärtigen, wie wir eigentlich wahrnehmen – und dass wir ständig auf unsere Wahrnehmung angewiesen sind.

Zunächst trainieren wir diese Sinneskanäle mit dem KAW:
- Sehen: visuelle Wahrnehmung
- Hören: auditive Wahrnehmung
- Spüren: Sensibilität/Tastsinn
- Mental wahrnehmen: Wahrnehmung von Erinnerungen, Gedanken, Gefühlen

Sie können aber auch mit anderen Sinnen experimentieren, z. B.:
- Schmecken: gustatorische Wahrnehmung
- Riechen: olfaktorische Wahrnehmung

**Was meinen wir, wenn wir über Wahrnehmung sprechen?**
Wahrnehmung ist ein Prozess der Informationsaufnahme durch die Wahrnehmungsorgane. Ergebnis der Wahrnehmung sind Informationen. Diese Informationen erhalten wir, weil das Wahrgenommene weiterverarbeitet

## Konstatierendes Aufmerksames Wahrnehmen

und mit unseren bisherigen Erfahrungen und schon vorhandenen Informationen verglichen wird. Dinge, die wir sehen, hören, riechen, schmecken oder spüren, können meistens schnell eingeordnet werden, weil wir diese oder ähnliche Sinneserfahrungen bereits früher gemacht haben. Eine rote Ampel können die meisten Menschen schnell einordnen. Wir wissen, was das rote Licht bedeutet und müssen nicht lange darüber nachdenken, sondern können schnell reagieren, noch bevor das Signal an der Oberfläche des Bewusstseins angekommen ist.

Spannend ist, dass die verschiedenen Sinneswahrnehmungen mit Gefühlen verbunden sind, die unsere Aufmerksamkeit lenken. In erster Instanz geht es darum, zu erkennen, ob es sich bei dem, was wahrgenommen wird, um eine Gefahr handelt oder nicht. Alles was klar als Gefahr eingeordnet werden kann oder noch unklar ist, beschäftigt uns und lässt die Aufmerksamkeit bei dieser Wahrnehmung verharren, während andere Prozesse in der Informationsverarbeitung hintangestellt werden. Eine als Gefahr eingeordnete Wahrnehmung ruft bestimmte Reaktionen hervor, die in unserem Genom festgelegt sind (siehe den Exkurs zu Stress, S. 58ff). Dies ist auch der Fall, wenn das Wahrgenommene mit einem starken Gefühl verbunden ist (z. B. positiven oder negativen Erinnerungen, die mit einem bestimmten Geruch, Gegenstand oder Geräusch verbunden sind).

### Die Dinge mit etwas Abstand sehen

Im Alltag ist es wunderbar, dass wir über viele Dinge nicht immer wieder neu nachdenken müssen: »*Was bedeutet das rote Licht? Sollte ich mich in Sicherheit bringen, wenn ein großes motorisiertes Fahrzeug auf mich zukommt?*« etc. Wenn es aber darum geht, sich selbst in der Informationsverarbeitung etwas Ruhe zu gönnen und nicht alles sofort einzuordnen, ist es ganz erholsam, einmal einen Schritt zurückzutreten und die Dinge mit etwas Abstand zu betrachten, ohne gleich zu reagieren, ohne gleich weiter darüber nachzudenken. Dies gilt auch für das Wahrnehmen der Kopfschmerzen oder der Migräne. Es kann in der akuten Situation oder auch in den Zeiten, in denen Sie gerade nicht unter den Schmerzen leiden, einen großen Unterschied machen, auf welche Art und Weise Sie Ihre Situation wahrnehmen.

Können Sie sich vorstellen,

- wie es sich anfühlt, wenn Sie in den schmerzfreien Zeiten keine Angst haben, wann und ob die Schmerzen zurückkehren?
- was sich verändert, wenn Sie den Gedanken »*Es kann sein, dass ich morgen Kopfschmerzen/Migräne habe*« denken können, ohne dass er Panik, Trauer oder Stress auslöst?

Vermutlich können Sie sich dies momentan beim besten Willen nicht vorstellen. Aber es ist möglich, und dieses Buch soll Ihnen dabei helfen, genau an diesen Punkt zu gelangen. Dann können Sie die Zeiten, in denen Sie keine akuten Schmerzen haben, anders verleben, und unangenehme Begleiterscheinungen, die auch in schmerzfreien Zeiten auftreten, können reduziert werden.

Einen großen Erfolg verspüren Menschen, denen es gelungen ist, ihre Schmerzen konstatierend aufmerksam wahrzunehmen. In dem Moment wird es möglich, den Schmerz ein Stück weit loszulassen. Das klingt einfach, ist aber mit der großen Hürde verbunden, sich das, was man unbedingt loswerden will, ganz genau ansehen zu müssen statt es wie üblich auszublenden. Oft ist es ein langer Prozess, bis die Sorge abnimmt, dass der Schmerz bei so genauem Hinsehen noch größer und schlimmer werden könnte. Genau darum geht es bei der Introvision und beim KAW: In dem Moment, in dem es Ihnen gelingt, sich die wirklich unangenehmen Dinge mit einer konstatierenden Haltung anzusehen, fangen sie an, ihren Schrecken zu verlieren. So wie der Scheinriese. Machen Sie sich aber keine Vorwürfe, wenn Sie merken, dass Sie zunächst großen Respekt vor dem Gedanken haben, sich ihre Kopfschmerzen oder deren Vorzeichen genauer anzusehen. Gerade wenn es sich um Leiden wie Kopfschmerzen oder Migräne handelt, ist einiger Mut erforderlich, um sich diesen sehr unangenehmen Gefühlen zu stel-

## Konstatierendes Aufmerksames Wahrnehmen

len. Nähern Sie sich in Ihrem eigenen Tempo, anders geht es gar nicht. Die Methode funktioniert nicht mit Gewalt.

**Feststellen – nicht bewerten**
KAW ist eine Form der Wahrnehmung, bei der wir versuchen, die Dinge, die wir sehen, hören und spüren, nicht zu bewerten, sondern zunächst festzustellen: »*Aha, so ist das …*«, erst einmal zu registrieren, was ich in diesem Moment sehe, höre und spüre.[21]

Was genau sehe ich eigentlich? Wie sieht das aus, wenn ich mir den Gegenstand ganz genau ansehe. Was sehe ich, wenn ich mir die Wand gegenüber ansehe? Vielleicht sehe ich eine bestimmte Struktur, Erhebungen oder Vertiefungen, Farbverläufe oder Schatten?

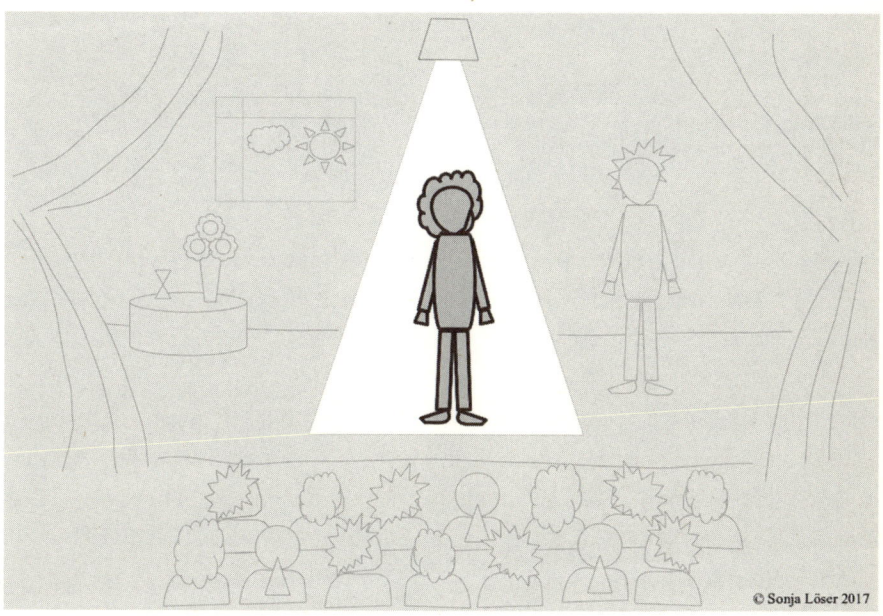

**Abbildung 5: Die Bühne der Aufmerksamkeit – enggestellt**

Konstatierendes Aufmerksames Wahrnehmen

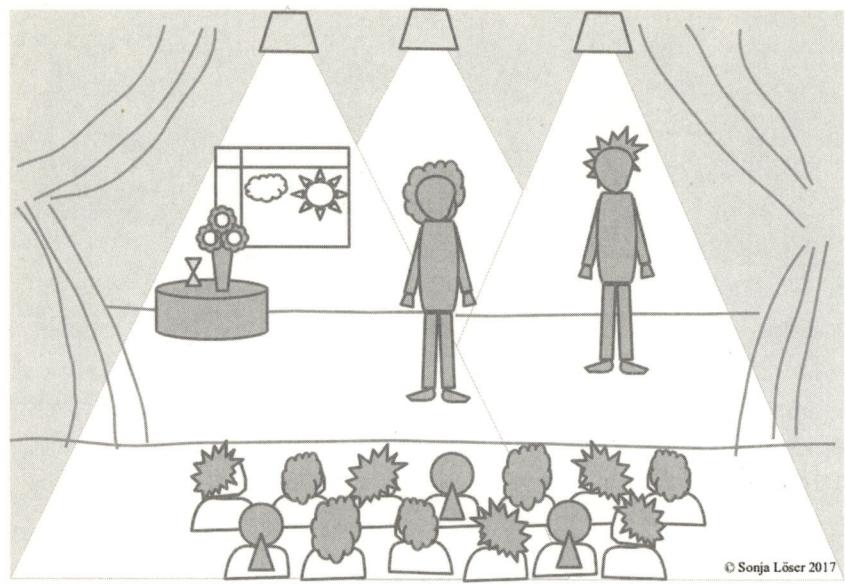

**Abbildung 6: Die Bühne der Aufmerksamkeit – weitgestellt**

• • • • • • • • • • • • • • • • • • • • • • • • • • • • • • • • • • • • • • • • • • • • • • • •

Ob das, was ich sehe, hübsch oder hässlich ist, wozu es vielleicht gut ist, wie lange es schon hier ist und so weiter, ist unerheblich. Es geht nicht darum, über den Gegenstand nachzudenken, sondern einfach zu schauen: »*Aha, was sehe ich da?*«

Wichtig ist, dass ich dabei nicht aktiv ausblende. Das heißt, ich versinke nicht in einem Tunnelblick, sondern stelle meine Aufmerksamkeit weit, nehme weitgestellt auch alles wahr, was um mich herum zu sehen, zu spüren oder zu hören ist. (Nehmen Sie noch einmal das Bild der Bühne zu Hilfe, wie es in dem Kapitel zu Introvision beschrieben wurde.)

Die Aufmerksamkeit bleibt auf den Gegenstand fokussiert, den ich mir für die Übung ausgesucht habe.

## Konstatierendes Aufmerksames Wahrnehmen

Gleichzeitig ist die Wahrnehmung beim KAW auch passiv. Passiv wahrzunehmen bedeutet, dass ich mir während der Übung keine Gedanken über Lösungen oder ähnliches mache (ob ich meine Wände streichen müsste, nachdem mir bei der Übung ein Fleck aufgefallen ist …)

Um das KAW zu erlernen, gibt es verschiedene Übungen, die nacheinander erlernt werden. In dieser Tabelle finden Sie eine Übersicht zu den vier Stufen, in die sich die Übungen gliedern. Die Übungen erklären wir im weiteren Verlauf.

| Woche 1 | KAW-Übung 1 | Konstatieren | Sehen, Hören, Spüren jeweils 2 Min. pro Sinneskanal |
|---|---|---|---|
| Woche 2 | KAW-Übung 2 | Konstatierendes Weit- und Engstellen | Sehen, Hören, Spüren jeweils 2 Min. pro Sinneskanal |
| Woche 3 | KAW-Übung 3 | Weitgestellt mit konstantem Fokus | Sehen, Hören, Spüren jeweils 2 Min. pro Sinneskanal |
| Woche 4 | KAW-Übung 4 a) und b) | a) Auf das Zentrum des Angenehmen b) Auf das Zentrum das Unangenehmen | Gedanklich/Mental 3 Min. KAW 4 a) 1,5 Min. KAW 4 b) |

Vgl. Wagner 2011

## Die vier Stufen des Konstatierenden Aufmerksamen Wahrnehmens
*Konstatieren:*
Dies ist die Grundübung, in der Sie sich mit der Haltung der oben beschriebenen Wahrnehmung vertraut machen: registrierend, nicht-wertend, passiv, fokussiert und gleichzeitig weitgestellt.

*Eng- und Weitstellen:*
Mit dieser Übung trainieren Sie den Wechsel zwischen enggestellter und weitgestellter Aufmerksamkeit. Zum einen hilft die Übung dabei, ein schärferes Bewusstsein für den eigenen aktuellen Zustand zu bekommen. *»Nehme ich gerade eher weit- oder enggestellt wahr?«* Zum anderen ermöglicht die Übung einen gezielten und willentlich gesteuerten Wechsel zwischen den beiden Zuständen. Dies kann dabei helfen, schneller aus dem Tunnel wieder herauszukommen oder sich wieder besser fokussieren zu können. In Bezug auf Kopfschmerzen und Migräne ist es ein wichtiges Training, von dem Schmerz aus weitstellen zu können, also ihn loszulassen, anstatt sich enggestellt auf ihn zu fokussieren.

*Weitstellen mit konstantem Fokus:*
Diese Form der Wahrnehmung wenden Sie bereits häufig im Alltag an, und zwar ganz automatisch, z. B. wenn Sie im Straßenverkehr unterwegs sind oder beim Gehen eine SMS schreiben. Falls Sie dabei nicht ständig Kollisionen erleben, was wir nicht annehmen, haben Sie wahrscheinlich Ihre Wahrnehmung weitgestellt, während Sie gleichzeitig einen konstanten Fokus auf das richten, was aktuell vor Ihnen ist oder mit dem Sie sich im Vordergrund beschäftigen. Auch diese Übung hat einen sehr praktischen Nutzen im Umgang mit Schmerzen, da sie auch dazu genutzt werden kann, vom Zentrum eines Schmerzes aus weitzustellen. Während ich mit der Aufmerksamkeit beim Fokus bleibe, wirkt dies zum Beispiel bei Verspannungen positiv, da hier eine stärkere Durchblutung zur Reduktion der Verspannung führen kann.

***KAW auf der mentalen Ebene:***
- **»Das Zentrum des Angenehmen«:** Nun begeben wir uns auf die mentale bzw. gedankliche Ebene der KAW-Übungen. Für den Einstieg nutzen wir die positive Variante und schauen uns mit der in Übung 1 bis 3 erlernten konstatierenden Haltung ein angenehmes Erlebnis an. Schritt für Schritt wird versucht herauszufinden, was an der Situation das Zentrum des Angenehmen ist, also was diesen Moment im Kern zu so einem angenehmen Ereignis gemacht hat. Die Übung ist ein »Erholungstrip«, den Sie jederzeit für sich nutzen können, um sich etwas Gutes zu tun.
- **»Das Zentrum des Unangenehmen«:** Diese Übung ähnelt der vorigen, nur dass es hier um eine unangenehme Erinnerung geht. In dem Moment, in dem eine unangenehme Erinnerung konstatierend aufmerksam wahrgenommen wird und das Zentrum des Unangenehmen erforscht wird, nähern wir uns häufig schon den Kernthemen. Daher ist es hier besonders wichtig, immer wieder an das Weitstellen zu denken, um nicht im Tunnel zu landen.

Die KAW-Übungen dienen als Vorbereitung und Voraussetzung für die Auseinandersetzung mit den eigenen Kernthemen, egal ob Sie sich allein damit versuchen oder eine Introvisionsberatung in Anspruch nehmen möchten. Auch wenn Sie sich zurzeit nicht mit Ihren inneren Konflikten auseinandersetzen möchten, stellen die Übungen eine Methode zur mentalen Selbstregulation dar. Sie können mit den Übungen gezielt Ihre Wahrnehmung steuern und sich entspannen, wenn Sie Ruhe brauchen, aber genauso Ihre Aufmerksamkeit wieder fokussieren, wenn Sie sich konzentrieren möchten.

**Das Konstatierende Aufmerksame Wahrnehmen bei Kopfschmerzen oder Migräne**
Die Übungen, die wir Ihnen in diesem Kapitel vorstellen, sind speziell auf Menschen zugeschnitten, die häufig unter Kopfschmerzen oder Migräne lei-

den. Bitte beachten Sie bei der Durchführung auch die Hinweise in der Einleitung. Üben Sie das KAW, wenn Sie keine realen Kopfschmerzen haben; sobald Sie ausreichend damit vertraut sind, können Sie die Übungen auch bei Kopfschmerzen (Spannungskopfschmerzen) oder vor Beginn einer Migräneattacke machen. Wie das Ganze funktioniert und wie Sie selbst diese Wahrnehmungsübungen anwenden und in Ihren Alltag integrieren können, beschreiben wir auf den folgenden Seiten.

**Wozu ist das Üben und Trainieren der Wahrnehmung gut?**
Wir legen großen Wert darauf, dass Sie diese neue Technik wie eine neue Sportart oder eine Sprache erlernen. Denn nur wenn Sie das KAW häufig genug geübt haben, kann es Ihnen im Alltag ein stabiler Begleiter werden, über dessen Funktion Sie irgendwann genauso wenig nachdenken müssen wie über das Autofahren, Radfahren oder viele andere Tätigkeiten, die Sie routiniert und fast automatisch ausführen können. In einer am University College in London durchgeführten Studie wurde herausgefunden, dass Menschen durchschnittlich 66 Wiederholungen benötigen, um Neues zu lernen und daraus eine Routine zu entwickeln.[22] Dazu mussten die Probanden der neuen Aufgabe mindestens einmal am Tag nachgehen. Manche brauchen länger, manche sind schneller. Wenn Sie einige Wochen oder Monate regelmäßig die Übungen praktiziert haben, werden Sie feststellen, dass Sie in Situationen anders reagieren, als Sie es bisher von sich selbst gewohnt waren. Dies passiert häufig, ohne dass Sie aktiv eine KAW-Übung gemacht haben oder bewusst eine Blitzintrovision angewendet haben. Sie haben einfach automatisch eine andere Haltung eingenommen. Wir sprechen dann von einer konstatierenden Grundhaltung. Diese Haltung ermöglicht Ihnen, auch Situationen, die vorher starken inneren Alarm bei Ihnen ausgelöst haben, mit etwas Abstand zu sehen, sodass Sie sich weniger unmittelbar und direkt betroffen fühlen.

Keine Sorge, die KAW-Übungen machen sie nicht zu einem gefühllosen Monster. Im Gegenteil, Sie bekommen einen kürzeren Draht zu Ihren eigenen Empfindungen, weil Sie weniger Angst vor ihnen haben. Bloß weil Sie Angst haben, werden sich die Kopfschmerzen nicht weniger oft einstellen. Erst wenn sich die Angst verringert, können Sie in den entsprechenden Situationen gelassener bleiben. Im Idealfall werden der Kopfschmerz oder die ersten Anzeichen von Kopfschmerzen oder Migräne zu Ihrem persönlichen Barometer, das Ihnen anzeigt, wie Ihre innere Wetterlage ist. Wenn Sie geübt sind, diese Zeichen wahrzunehmen anstatt sie zu verdrängen, weil sie nicht sein dürfen, können Sie vielleicht sogar eine eher freundschaftliche als feindliche Beziehung zu Ihren körperlichen Signalen aufbauen. Denn Ihr Körper sagt Ihnen meistens frühzeitig, wenn etwas aus dem Ruder zu laufen beginnt. Nur hören wir meistens nicht hin und übergehen die Warnungen, bis es nicht mehr anders geht. Eine Möglichkeit, um sensibel für die Signale des eigenen Körpers zu werden, ist das KAW.

## Einige Überlegungen, bevor Sie mit den praktischen Übungen anfangen

**Wann und wo möchte ich die Übungen regelmäßig machen?**
Erfahrungsgemäß ist es gut, einen geeigneten Ort und eine geeignete Zeit für die Übungen zu finden. Wichtige Kriterien: Sie sollten für ca. zehn Minuten ungestört sein, also idealerweise allein in einem Raum, ohne Telefon, welches klingeln könnte, oder PC, der Ihnen zuflüstert, dass eine neue Nachricht eingegangen ist. Sie sollten eine bequeme Sitzmöglichkeit haben. Ob dies ein Stuhl, ein Sofa, der Fußboden, ein Meditationskissen oder ähnliches ist, können Sie für sich ausprobieren. Wichtig ist, dass dieser Ort Sie bei der Durchführung der Übungen nicht ablenkt (z. B. an den Abwasch denken lässt, Sie an die wichtige E-Mail oder das zu fütternde Haustier erinnert). Wenn Sie wissen, dass Sie auf Licht oder Lärm besonders empfindlich reagieren, berücksichtigen Sie dies bei der Wahl des Ortes und auch des Zeitpunkts. Richten Sie sich bequem ein, sodass Sie sich rundum wohlfühlen können.

**Wann und wie kann ich die Übungen am besten in meinem Alltag unterbringen?**

Für viele Menschen ist es angenehm, das KAW zu üben, bevor sie in den Tag starten, vor oder nach dem Frühstück, bevor Sie das Haus verlassen usw. Dieser Zeitpunkt kann dabei helfen, entspannter und aufgeräumter durch den Tag zu gehen. Andere nutzen eine Mittagspause oder üben vor dem Schlafengehen. Wenn das KAW abends angewendet wird, berichten Teilnehmerinnen und Klientinnen häufig, dass sie besser schlafen und am nächsten Tag erholter sind. Lassen Sie sich ruhig Zeit, um den richtigen Platz und die richtige Zeit für Ihre Übungen zu finden. Manchmal kann es eine Weile dauern, bis Sie herausgefunden haben, wie es für Sie persönlich am besten passt. Manchmal kann es auch hilfreich sein, Zeiten zu nutzen, die Sie sowieso mit Warten verbringen: An der Kasse im Supermarkt, am Bahnhof oder an der Bushaltestelle, im Wartezimmer beim Arzt ... Probieren Sie es einfach aus.

Einige Überlegungen, bevor Sie mit den praktischen Übungen anfangen

## Was kann ich tun, wenn ich mich nicht konzentrieren kann?

**Vorbereitende Übung: Gedankliches Pakete-Packen**
Diese Übung können Sie als Vorbereitung für das KAW nutzen, aber auch in verschiedensten Situationen, in denen sich die Gedanken im Kopf drehen, beispielsweise wenn Sie nachts wach liegen und nicht schlafen können oder wenn Sie in einem Meeting sitzen und sich nicht konzentrieren können, weil Ihnen so viel anderes durch den Kopf geht.

Die Idee dahinter ist, dass Sie sich mit den einzelnen Gedanken beschäftigen, sie in Pakete packen und sich mit ihnen für einen späteren Zeitpunkt verabreden. Manche Leute legen die Pakete gedanklich in ein Regal oder vor der Tür ab oder bringen sie auf den Dachboden. Bei näherem Hinschauen sind meist gar nicht so viele Gedanken da, wie es sich anfühlt. Ganz einfach weil es immer wieder dieselben Gedanken sind, die Ihnen durch den Kopf gehen. Ein weiteres Phänomen ist, dass diese Gedanken sich beruhigen können, wenn sie gehört und ernst genommen wurden. Das ist so ähnlich wie mit kleinen Kindern. Solange das Kind nur halbherzig vertröstet wird (»*Jetzt nicht*«), gibt es keine Ruhe. Sobald es aber spürt, dass sein Bedürfnis ernst genommen wird und es sich darauf verlassen kann, dass die Bezugsperson nach dem Abwasch wirklich Zeit mit ihm verbringt, um die Spielzeugeisenbahn zu reparieren, kann es eine Weile Ruhe geben. Wenn sich Ihre Gedanken darauf verlassen können, dass Sie die gemachten Verabredungen einhalten, werden sie ebenfalls Ruhe geben und beide Seiten sind darauf vorbereitet, zu der verabredeten Zeit wieder aufzutauchen: »*An die Milch denke ich, wenn ich aus dem Meeting gehe.*« »*Über meine berufliche Zukunft mache ich mir bei einer Tasse Tee Gedanken, wenn ich morgen von der Arbeit komme – nicht heute Nacht.*« Probieren Sie es einmal aus. Natürlich klappt es nicht immer, und manchmal gibt es Themen, die lassen sich nicht so leicht beruhigen. Dann ist die Frage angebracht: »*Was kann ich tun, um dem Thema gerecht zu werden? Was steckt möglicherweise dahinter? Wen kann ich um Hilfe, Rat oder Unterstützung bitten?*«

Sie können sich nach dem gedanklichen Pakete-Packen auch Notizen machen. Vielleicht sind Ihnen wichtige Sachen eingefallen, von denen Sie befürchten, Sie sonst wieder zu vergessen.

**Muss ich immer alles alleine schaffen?**
Viele unserer Klientinnen und Kursteilnehmerinnen haben das Gefühl, immer alles alleine schaffen zu müssen. Schon mit jemandem zu sprechen oder sich für bestimmte Termine oder Vorhaben mit jemandem zu verabreden, kann ein wichtiger Schritt sein, um aus den eigenen Gedankenkreisen herauszukommen. Sie müssen nämlich gar nicht alles alleine schaffen! Auch nicht in Bezug auf Ihre Kopfschmerzen oder Ihre Migräne. Eine außenstehende Person, die nicht direkt von Ihren Themen betroffen ist, schaut manchmal ganz anders auf Ihre Situation und kann Ihnen dabei helfen, eine neue Perspektive einzunehmen. Mit wem würden Sie gern einmal in Ruhe reden? Wem möchten Sie sich anvertrauen? Was hält Sie davon ab?

## Praktische KAW-Übungen

Wenn Sie einen Ort und eine Zeit für Ihr KAW-Training gefunden haben:

- Sorgen Sie dafür, dass Sie die nächsten Minuten ungestört sind.
- Führen Sie die Übungen durch, wenn es Ihnen gut geht, nicht wenn Sie Kopfschmerzen oder Migräne haben.
- Wenn Sie mögen, nutzen Sie einen Timer, einen Wecker, eine Sanduhr oder eine der zahlreichen Meditations-Apps, um sich zeitlich zu orientieren.
- Setzen Sie sich bequem hin, sodass sich Ihre Beine und Arme möglichst nicht überkreuzen. (Bei übereinandergeschlagenen Beinen oder verschränkten Armen wird die Blutzirkulation eingeschränkt.)

**Erste Woche: KAW-Übung 1 – Konstatieren**
*Sehen (2 Minuten)*
Suchen Sie sich einen Gegenstand im Raum oder auch außerhalb des Raumes und versuchen Sie diesen Gegenstand oder einen Teil des Gegenstandes für zwei Minuten konstatierend aufmerksam wahrzunehmen. Achten Sie

## Praktische KAW-Übungen

darauf, dass der Gegenstand sich in einer Position und in einem Abstand befindet, der es Ihnen ermöglicht, entspannt und in einer angenehmen Haltung hinzusehen.

- Versuchen Sie mit Ihrem Blick nicht im Raum umherzuschweifen, sondern bleiben Sie bei dem, was Sie sich ausgesucht haben.
- Versuchen Sie, das, was Sie sehen, nicht zu bewerten.
- Wenn Sie merken, dass Ihre Gedanken sich in eine andere Richtung auf den Weg gemacht haben, versuchen Sie, mit Ihrer Aufmerksamkeit wieder zu der Übung zurückzukehren.
- Wenn es Ihnen Schmerzen bereitet oder unangenehm ist, die Übung mit offenen Augen zu machen, führen Sie sie mit geschlossenen Augen aus. Denn auch mit geschlossenen Augen sehen Sie etwas.
- Wenn die zwei Minuten vorbei sind, kommen Sie kurz mit Ihrer Aufmerksamkeit zurück. Sie können sich etwas recken oder strecken und dann mit dem nächsten Teil der Übung fortfahren.

### *Hören (2 Minuten)*

Für diese Übung können Sie gern die Augen schließen, wenn Sie möchten. Suchen Sie sich ein Geräusch, das Sie im Moment hören können, und versuchen Sie dieses Geräusch für zwei Minuten konstatierend aufmerksam wahrzunehmen. Wenn Sie besonders geräuschempfindlich sind, versuchen Sie sich etwas auszusuchen, das sich für Sie angenehm anhört, damit Sie sich bei der Übung so gut wie möglich entspannen können. Versuchen Sie, das, was Sie hören, nur als das Geräusch wahrzunehmen, das da in Ihrem Ohr tönt, ohne darüber nachzudenken, um was es sich dabei handelt, ob es sich gut anhört oder eher unangenehm.

- Wenn Sie merken, dass Ihre Gedanken sich in eine andere Richtung auf den Weg gemacht haben, versuchen Sie, mit Ihrer Aufmerksamkeit wieder zu der Übung zurückzukehren.

- Sollte das Geräusch, das Sie sich ausgesucht haben, nicht mehr da sein, können Sie natürlich ein anderes nehmen. Fortgeschrittene können auch die Stille oder die Geräuschlosigkeit an der Stelle konstatieren, an der vorher das Geräusch zu hören war.
- Wenn die zwei Minuten vorbei sind, kommen Sie mit Ihrer Aufmerksamkeit wieder zurück. Sie können sich etwas recken oder strecken und dann mit dem nächsten Teil der Übung fortfahren.

*Spüren (2 Minuten)*

**Ein wichtiger Hinweis:**

Bevor Sie mit dieser Übung beginnen, möchten wir Sie darauf hinweisen, dass es die Blutzirkulation beeinflusst, wenn Sie Ihre Aufmerksamkeit eine Weile lang auf einen bestimmten Punkt Ihres Körpers richten. Dort erhöht sich die Durchblutung etwas. Sollten Sie frische Verletzungen haben oder an einer Stelle in Ihrem Körper Schmerzen empfinden, deren Ursache Sie nicht kennen, lassen Sie die Aufmerksamkeit bitte nicht länger dort. Denn ob eine erhöhte Durchblutung medizinisch bedenklich oder unbedenklich ist, können wir hier natürlich nicht diagnostizieren.

Auch bei dieser Übung können Sie die Augen schließen, wenn Sie möchten. Suchen Sie sich eine Stelle Ihres Körpers, mit der Sie beginnen möchten, in sich hineinzuspüren. Sie können durch Ihren Körper wandern und zum Beispiel beim linken Fuß beginnen. Sie können spüren, wie Ihre Füße auf dem Boden stehen, dann am Bein hoch wandern, bis Sie spüren, wie Ihre Beinrückseite sich auf dem Stuhl anfühlt, wie der Kontakt zur Sitzfläche ist, wie sich Ihr Rücken anfühlt, die Schultern, der Hals, Ihr Kopf, Ihr Gesicht … um von hier aus wieder herunterzuwandern, bis Sie bei Ihrem rechten Fuß angekommen sind. Sie können aber auch Ihren ganzen Körper auf einmal wahrnehmen.

## Praktische KAW-Übungen

- Wenn Ihnen etwas auffällt, probieren Sie auch hier im konstatierenden Modus zu bleiben und sich beispielsweise zu sagen: »*Aha, hier fühlt es sich angenehm an. An der Stelle spüre ich eine Verspannung.*«
- Wenn Sie während der Übung merken, dass Sie nicht bequem sitzen, können Sie Ihre Position verändern.
- Auch bei dieser Übung gilt: Wenn Sie merken, dass Ihre Gedanken sich in eine andere Richtung auf den Weg gemacht haben, versuchen Sie, mit Ihrer Aufmerksamkeit wieder zu der Übung zurückzukehren.
- Wenn die zwei Minuten vorbei sind, kommen Sie nun ganz mit Ihrer Aufmerksamkeit zurück. Sie können sich recken oder strecken und sich Notizen zu der Übung machen. Zum Beispiel dazu, was Ihnen bei den Übungen leicht- oder schwergefallen ist oder ob sich etwas Angenehmes, Erstaunliches oder Irritierendes ereignet hat.

Bei den Wiederholungen können Sie darauf achten, was sich verändert und ob Ihnen vielleicht Übungen leichter fallen, die vorher mühsam waren, oder es eine Übung gibt, die Ihnen besonders gut tut oder die Ihnen mehr Spaß macht als die anderen. Machen Sie die »einfachen« gern weiter, üben Sie aber auch die, die zunächst schwieriger sind.

### Zweite Woche: KAW-Übung 2 – Eng- und Weitstellen

Sie haben nun eine Woche das KAW praktiziert, sich Ruhe dafür genommen oder auch ein bisschen experimentiert, sind vielleicht in die Natur gegangen und haben geschaut, wie Sie die Übungen mit Alltagshandlungen verbinden können. KAW beim Abwaschen, Spazieren gehen oder beim Busfahren?

Wenn Sie sich inzwischen mit der KAW-Übung 1 vertraut fühlen, können Sie nun mit der KAW-Übung 2 beginnen. Sollten Sie sich noch nicht so sicher fühlen, gönnen Sie sich ruhig noch etwas Trainingszeit mit der ersten Übung.

## Konstatierendes Aufmerksames Wahrnehmen

### *Eng- und Weitstellen: Sehen (2 Minuten)*

Suchen Sie sich wieder einen Gegenstand im Raum oder auch außerhalb des Raumes, zu dem Sie in den nächsten zwei Minuten immer wieder mit Ihrer Aufmerksamkeit zurückkehren möchten. Ausgehend von diesem Gegenstand versuchen Sie nun, Ihren gesamten Sichtradius wahrzunehmen. Es kann vorkommen, dass das Bild verschwimmt, die Ränder unscharf werden oder auch der Bereich des Sichtbaren größer oder kleiner wird. Das ist ganz normal und braucht Sie nicht zu beunruhigen. Mit Ihren Augen ist alles in Ordnung, diese Veränderungen hängen mit der Funktion der Augen bzw. dem Zusammenspiel von Auge und Gehirn zusammen. Das Sehen ist kein statischer Vorgang, was sich in Momenten, in denen die Augen nicht hin und her schweifen, häufig deutlich zeigt. Achten Sie darauf, dass der Gegenstand sich in einer Position und in einem Abstand befindet, der es Ihnen ermöglicht, entspannt und in einer angenehmen Haltung hinzusehen. Von hier aus versuchen Sie nun, abwechselnd zu Ihrem Gegenstand zu schauen (enggestellt) und dann wieder den Blick zu öffnen, um Ihr gesamtes Sichtspektrum (weitgestellt) wahrzunehmen.

- Versuchen Sie mit Ihrem Blick nicht im Raum umherzuschweifen, sondern wechseln Sie lediglich zwischen eng- und weitgestellt und versuchen Sie, Ihren Rhythmus für den Wechsel zu finden.
- Probieren Sie, das, was Sie sehen, nicht zu bewerten.
- Wenn Sie merken, dass Ihre Gedanken sich in eine andere Richtung auf den Weg gemacht haben oder Sie bei der engen oder der weiten Wahrnehmung hängen geblieben sind, versuchen Sie, mit Ihrer Aufmerksamkeit wieder zu der Übung zurückzukehren.
- Wenn es Ihnen unangenehm ist oder gar Schmerzen bereitet, die Übung mit offenen Augen zu machen, probieren Sie auch hier einmal die Augen zu schließen.
- Wenn die zwei Minuten vorbei sind, kommen Sie kurz mit Ihrer Aufmerksamkeit zurück und bringen Sie etwas Bewegung in Ihren Körper.

Sie können sich etwas recken oder strecken und dann mit dem nächsten Teil der Übung fortfahren.

### *Eng- und Weitstellen: Hören (2 Minuten)*

Für diese Übung können Sie wieder die Augen schließen. Suchen Sie sich ein Geräusch, das Sie im Moment hören können und das Sie in den nächsten zwei Minuten als Fokus hören möchten. Wenn Sie besonders geräuschempfindlich sind, suchen Sie sich möglichst etwas für Sie angenehm Klingendes aus, damit Sie sich bei der Übung so gut wie möglich entspannen können. Versuchen Sie nun, von dem Fokus-Geräusch aus weitzustellen und den gesamten Klangteppich der für Sie hörbaren Geräusche auf einmal wahrzunehmen. Manchmal kann eine gedankliche Eselsbrücke helfen, um den Wechsel zwischen dem einen Geräusch und »allen« Geräuschen zu erleichtern. Manche stellen sich ein Hörrohr vor, das zu dem Geräusch hinreicht (enggestellt) und sich dann wieder zurückzieht, um erneut weitzustellen. Andere sehen die Geräusche vor ihrem inneren Auge. Probieren Sie aus, wie Sie die Übung am besten durchführen können.

- Wenn Sie merken, dass Sie abgeschweift sind oder Sie das Wechseln zwischen Eng- und Weitstellen vergessen haben, versuchen Sie, mit Ihrer Aufmerksamkeit wieder zu der Übung zurückzukehren.
- Sollte das Geräusch, welches Sie sich für Ihren Fokus ausgesucht haben, nicht mehr da sein, können Sie sich natürlich ein anderes aussuchen. Fortgeschrittene können auch die Geräuschlosigkeit an der Stelle konstatieren, an der vorher das Geräusch zu hören war.
- Wenn die zwei Minuten vorbei sind, kommen Sie kurz mit Ihrer Aufmerksamkeit zurück, atmen Sie ein paarmal tief ein und aus. Sie können sich etwas recken oder strecken und dann mit dem nächsten Teil der Übung fortfahren.

## Konstatierendes Aufmerksames Wahrnehmen

***Eng- und Weitstellen: Spüren (2 Minuten)***

Auch bei dieser Übung können Sie die Augen schließen. Suchen Sie sich eine Stelle in Ihrem Körper, zu der Sie in den nächsten zwei Minuten immer wieder mit dem Zentrum Ihrer Aufmerksamkeit zurückkehren möchten. Achten Sie auch hier darauf, dass es sich *nicht* um eine Stelle handelt, bei der erhöhte Durchblutung zurzeit eine negative Auswirkung haben könnte. Sie können von diesem Punkt aus durch Ihren Körper wandern und dann wieder zu ihm zurückkehren oder von dort aus Ihren gesamten Körper wahrnehmen, um dann wieder zu dem Punkt zurückzukehren. Wenn es sich für Sie gut anfühlt, können Sie beim Weitstellen auch ein Stück in den Raum hineinspüren, der Sie umgibt. »*Wie nehme ich den Raum neben, hinter, vor, unter und über mir wahr?*«

- Falls es Ihnen schwerfällt, eine Stelle Ihres Körpers zu finden, der sich als Fokus eignet, können Sie z. B. die Hand auf den Oberschenkel legen oder einen Stein in die Hand nehmen. Die Wärme, die dadurch auf dem Oberschenkel entsteht, oder der Stein in der Hand helfen Ihnen dabei, den Fokus wiederzufinden. Das kann manchmal hilfreich sein, um mit dieser Übung vertraut zu werden.
- Auch bei dieser Übung gilt: Wenn Sie merken, dass Ihre Gedanken ganz woanders sind oder Sie vergessen haben, bei welchem Teil der Übung Sie gerade waren, versuchen Sie, mit Ihrer Aufmerksamkeit wieder zum Eng- und Weitstellen zurückzukehren.
- Sie können diese Übung auch nutzen, um von einem Schmerz aus weitzustellen. Suchen Sie sich hierfür zunächst etwas »Leichtes« aus, z. B. eine leichte Verspannung. Nehmen Sie die Verspannung als Fokus und versuchen Sie von dort aus immer wieder weitzustellen und Ihren ganzen Körper wahrzunehmen oder in den Raum um Sie herum zu spüren. Versuchen Sie, beim Weitstellen den Schmerz loszulassen.
- Wenn die zwei Minuten vorbei sind, kommen Sie ganz mit Ihrer Aufmerksamkeit zurück. Sie können sich recken oder strecken und sich

## Praktische KAW-Übungen

Notizen zu der Übung machen. (Wie bei KAW 1 beschrieben: Was war leicht, was eher schwer? Ist etwas Besonderes passiert? Was ist mir aufgefallen?)

Trainieren Sie das Eng- und Weitstellen für mindestens eine Woche und vernachlässigen Sie möglichst nicht die »schwierigeren« Übungen. Gerade das zu üben, was zunächst eher schwerfällt, kann zu positiven Veränderungen führen. Alles, was Ihnen Spaß macht, dürfen Sie natürlich so oft Sie mögen wiederholen!

### Dritte Woche: KAW-Übung 3 – Weitgestellt mit konstantem Fokus

Nun haben Sie schon zwei Wochen das KAW praktiziert und sich auch im Wechsel zwischen eng- und weitgestellter Aufmerksamkeit geübt. Vielleicht ist Ihnen in Alltagssituationen aufgefallen, dass Ihre Aufmerksamkeit enggestellt war, und Sie konnten dann weitstellen oder umgekehrt? Wahrscheinlich haben Sie bemerkt, welcher Teil der Übungen Ihnen leichter oder schwerer gefallen ist. Wenn es für Sie schwieriger war, aus der enggestellten Wahrnehmung zum Weitstellen zu kommen, lohnt es sich, dass Sie hier noch mehr üben. War es umgekehrt, können Sie üben, Ihre Aufmerksamkeit aus der weitgestellten Wahrnehmung wieder auf den Fokus zu richten. Sollten Sie sich nicht sicher fühlen, gönnen Sie sich ruhig noch etwas Trainingszeit mit der zweiten Übung. Wenn Sie sich mit der KAW-Übung 2 vertraut fühlen und Ihnen der Wechsel zwischen Weitstellen und Engstellen leichtfällt, können Sie nun mit der KAW-Übung 3 beginnen.

### *Weitgestellt mit konstantem Fokus: Sehen (2 Minuten)*

Suchen Sie sich wieder einen Gegenstand im Raum oder auch außerhalb des Raumes, den Sie für die nächsten zwei Minuten im Fokus Ihrer Aufmerksamkeit behalten möchten. Bei dieser Übung geht es nicht mehr darum, zwischen eng und weit zu wechseln, sondern weitgestellt wahrzunehmen und dabei gleichzeitig den Fokus auf einem Gegenstand zu behalten.

Stellen Sie sich wieder eine Bühne vor: Im Fokus Ihrer Aufmerksamkeit sehen Sie den Hauptdarsteller. Gleichzeitig nehmen Sie wahr, was drumherum noch sichtbar ist, etwa das Bühnenbild, andere Darsteller, die Vorhänge, die Köpfe anderer Zuschauer vor Ihnen. Achten Sie darauf, dass Sie den Gegenstand, auf den Sie Ihren Blick fokussieren, entspannt und in einer angenehmen Haltung ansehen können. Versuchen Sie nun, diesen Gegenstand im Zentrum Ihrer Aufmerksamkeit zu behalten, während Sie gleichzeitig Ihren gesamten Sichtradius wahrnehmen.

- Versuchen Sie, das, was Sie sehen und wie die Übung verläuft, nicht zu bewerten.
- Wenn Sie merken, dass Ihre Gedanken sich in eine andere Richtung auf den Weg gemacht oder Sie den Fokus verloren haben, versuchen Sie, mit Ihrer Aufmerksamkeit wieder zu der Übung zurückzukehren.
- Wenn es Ihnen Schmerzen bereitet oder unangenehm ist, die Übung mit offenen Augen zu machen, probieren Sie auch hier einmal, die Augen zu schließen.
- Wenn die zwei Minuten vorbei sind, kommen Sie kurz mit Ihrer Aufmerksamkeit zurück. Sie können sich etwas recken oder strecken und dann mit dem nächsten Teil der Übung fortfahren.

***Weitgestellt mit konstantem Fokus: Hören (2 Minuten)***
Für diese Übung können Sie die Augen schließen. Suchen Sie sich ein Geräusch, das Sie im Moment hören können und das Sie in den nächsten zwei Minuten im Zentrum Ihrer Aufmerksamkeit haben möchten. Wenn Sie besonders geräuschempfindlich sind, suchen Sie sich wieder möglichst etwas für Sie angenehm Klingendes aus, damit Sie sich bei der Übung so gut wie möglich entspannen können. Versuchen Sie nun von dem Fokus-Geräusch aus weitzustellen und den gesamten Klangteppich der für Sie hörbaren Geräusche auf einmal wahrzunehmen, während Sie weiterhin ein Geräusch im Vordergrund bzw. im Zentrum Ihrer Aufmerksamkeit behalten.

- Wenn Sie merken, dass Ihre Gedanken sich in eine andere Richtung auf den Weg gemacht haben, versuchen Sie, mit Ihrer Aufmerksamkeit wieder zu der Übung zurückzukehren.
- Sollte das Geräusch, welches Sie sich für Ihren Fokus ausgesucht haben, nicht mehr da sein, können Sie sich natürlich ein anderes aussuchen. Fortgeschrittene können auch hier die Geräuschlosigkeit an der Stelle konstatieren, an der vorher das Geräusch zu hören war.
- Wenn die zwei Minuten vorbei sind, kommen Sie kurz mit Ihrer Aufmerksamkeit zurück. Sie können sich etwas recken oder strecken und dann mit dem nächsten Teil der Übung fortfahren.

***Weitgestellt mit konstantem Fokus: Spüren (2 Minuten)***
Auch bei dieser Übung können Sie die Augen schließen. Suchen Sie sich eine Stelle Ihres Körpers, die Sie für die nächsten zwei Minuten im Zentrum Ihrer Aufmerksamkeit behalten möchten. Achten Sie wieder darauf, dass es sich *nicht* um eine Stelle handelt, bei der erhöhte Durchblutung zurzeit eine negative Auswirkung haben könnte. Sie können von hier aus durch Ihren Körper wandern und gleichzeitig mit dem Fokus Ihrer Aufmerksamkeit bei der einen Körperstelle bleiben oder Ihren gesamten Körper wahrnehmen, während Sie die Stelle im Vordergrund Ihrer Aufmerksamkeit behalten. Wenn Sie mögen, können Sie auch hier beim Weitstellen ein Stück in den Sie umgebenden Raum hineinspüren. Wenn Sie merken, dass Sie dadurch abgelenkt werden oder Schwierigkeiten haben, den Fokus zu behalten, bleiben Sie mit dem Spüren lieber innerhalb Ihrer Körpergrenzen.

- Auch bei dieser Übung gilt: Wenn Sie merken, dass Ihre Gedanken sich in eine andere Richtung auf den Weg gemacht haben, versuchen Sie, mit Ihrer Aufmerksamkeit wieder zur Übung zurückzukehren.
- Wenn die zwei Minuten vorbei sind, kommen Sie wieder ganz mit Ihrer Aufmerksamkeit zurück. Sie können ein paarmal tief ein- und ausatmen

und sich recken oder strecken und sich wie gewohnt Notizen zu der Übung machen.

Diese Übung eignet sich ebenfalls sehr gut zum Lösen von Verspannungen und hat sich bei der Behandlung von Tinnitus bewährt. Auch bei ganz simplen körperlichen Reaktionen zeigt sie erstaunliche Wirkung, beispielsweise wenn Sie sich verschluckt haben oder unter akutem Hustenreiz leiden: Versuchen Sie Ihre körperliche Wahrnehmung weitgestellt auf Ihren Hals zu richten, anstatt sich zu verkrampfen und immer stärker zu husten. Das Weitstellen an sich kann eine enorm beruhigende Wirkung haben und der Hals fühlt sich an, als würde er viel weiter. (Das KAW soll natürlich nicht dafür eingesetzt werden, um Hustenreiz generell zu vermeiden. Denn der Husten ist ja auch dafür gut, dass Fremdstoffe oder Krankheitserreger ausgehustet werden.)

**Vierte Woche: KAW-Übung 4 a) und b) – KAW auf der mentalen Ebene**
Sie haben inzwischen seit drei Wochen das KAW praktiziert und sind nun Experte für Ihre eigene Wahrnehmung geworden. Vielleicht sind Ihnen Veränderungen aufgefallen, möglicherweise habe Sie sich in Situationen anders gefühlt oder konnten anders reagieren, als Sie es bisher von sich gewohnt waren. Wenn Sie das Gefühl haben, dass Ihnen diese Übungen gut tun, dann machen Sie gern weiter.

Irgendwann sind Sie aus der Trainingsphase heraus und können in die Phase der Anwendung wechseln. Wenn Sie sich mit der KAW-Übung 3 vertraut fühlen und es Ihnen leichtfällt, weitgestellt mit konstantem Fokus zu sehen, hören und zu spüren, können Sie nun mit der KAW-Übung 4 beginnen. Sollten Sie sich nicht sicher fühlen, gönnen Sie sich ruhig noch etwas Trainingszeit mit der dritten Übung, denn die vierte Übung wird Ihnen leichter fallen und ertragreicher sein, wenn es Ihnen gut gelingt, die Wahrnehmung weitgestellt mit konstantem Fokus zu behalten. Wichtig ist auch, dass Sie wieder zum Weitstellen zurückkehren können, wenn Sie merken,

### Praktische KAW-Übungen

dass sich Ihre Aufmerksamkeit verengt. Das ist insbesondere für die letzte Übung wichtig, da es dann leichter ist, auch sehr unangenehme Gedanken und Empfindungen konstatierend wahrzunehmen.

Wir beginnen mit der Übung, die sich darum dreht, eine angenehme Erinnerung konstatierend aufmerksam wahrzunehmen. Bezüglich ihrer Grundlage sind sich die Übungen 4a) und 4b) sehr ähnlich. KAW auf das Zentrum des Angenehmen bereitet Sie auf eine positive Art auf die Übung vor, in der Sie sich dann beim KAW auf das Zentrum des Unangenehmen mit einer negativen Erinnerung beschäftigen. Bei den Übungen im mentalen Bereich gehen wir noch ein Stück weiter in Richtung der Introvision, denn Sie schauen bei diesen Übungen in sich hinein. Dies geschieht auf einer anderen Ebene als bei den Übungen zum Spüren, bei denen Sie in Ihren Körper hineingefühlt haben.

### *KAW 4 a) auf das Zentrum des Angenehmen (3 Minuten)*

In dieser Übung sehen Sie sich einen schönen Moment, den Sie erlebt haben, noch einmal auf konstatierende Weise an, um herauszufinden, was das Zentrum dieser angenehmen Situation für Sie ausmacht. Das Zentrum des Angenehmen ist das, was diese Situation für Sie so besonders schön gemacht hat, die Essenz dessen, was sich in dem Moment gut angefühlt hat. Das können erfahrungsgemäß ganz unterschiedliche Dinge sein. Für die einen ist es ein Gefühl von Freiheit, wenn sie den Ausblick von einem Berg oder auf das Meer genießen, für die anderen ist es so etwas wie Verbundenheit mit der Welt oder den Elementen, wenn sie die Füße im Sand oder den Wind im Gesicht spüren. Wieder andere empfinden in einem bestimmten Moment das Gefühl von Geborgenheit oder Aufgehobenheit.

**Erinnerung an einen schönen Moment**
Suchen Sie sich einen Moment aus, den Sie spontan als angenehm erinnern. Sie müssen nicht das schönste oder tollste Erlebnis Ihres Lebens herauskramen, es genügt, wenn Sie sich daran erinnern, dass dieser Moment schön

war. Z. B. können Sie eine Situation wählen, in der Sie schmerzfrei genießen konnten oder die in einem Lebensabschnitt stattgefunden hat, in dem Sie nicht oder nicht so stark von den Schmerzen betroffen waren. Wenn Sie sich nun diese Erinnerung ins Hier und Jetzt holen, stellen Sie wahrscheinlich fest, dass es sich eher um eine ganze Sequenz handelt. Wenn dies so ist, lassen Sie die Situation wie einen kleinen Film vor Ihrem inneren Auge ablaufen und halten Sie ihn da an, wo Sie das Gefühl haben: Genau da hat es sich so richtig gut angefühlt. Versuchen Sie nun, dieses Standbild konstatierend aufmerksam wahrzunehmen. Versuchen Sie, sich diese Erinnerung anzuschauen, ohne über sie nachzudenken. Schauen Sie, wie es in dem Moment war, wie sich alles angefühlt hat, was Sie gesehen, gehört und gespürt haben. Was war in dem Moment das Zentrum des Angenehmen? Vielleicht fallen Ihnen keine Worte dazu ein, das macht nichts. Die Hauptsache ist, dass Sie sich diesem angenehmen Gefühl nähern können. Versuchen Sie auch die Gefühle, die mit dieser Situation einhergehen, zu konstatieren: »*Aha, so war das in dem Moment, so hat sich das angefühlt.*« Wenn Sie merken, dass Sie anfangen, darüber nachzudenken oder sich zu fragen, wie der Moment noch schöner gewesen wäre, kommen Sie wieder zu dem Bild zurück. Versuchen Sie, während der Übung Ihre Aufmerksamkeit weitzustellen, während Sie mit dem Zentrum Ihrer Wahrnehmung bei der Erinnerung sind, ohne Dinge auszublenden, die Sie dabei sehen, hören oder denken. Lassen Sie Gedanken, die nichts mit der Übung zu tun haben, wieder ziehen.

Wenn die drei Minuten vorbei sind, kommen Sie langsam wieder zurück, nehmen Sie sich Zeit, um sich zu recken oder zu strecken. Notieren Sie sich, wie diese Übung für Sie war. Falls Sie schon ein Zentrum des Angenehmen für sich herausgefunden haben, schreiben Sie dies auch gern auf. Machen Sie sich keine Sorgen, wenn Sie Ihr Zentrum des Angenehmen noch nicht identifiziert haben. Sie dürfen die Übung so oft wie Sie möchten wiederholen und auch verschiedene Situationen verwenden. Wenn Sie so weit sind, können Sie mit der nächsten Übung fortfahren.

## *KAW 4 b) auf das Zentrum des Unangenehmen (1,5 Minuten)*

Diese Übung funktioniert im Prinzip genauso wie die vorige, nur mit einer anderen Erinnerung. Wenn Sie gezielt an dem Thema Kopfschmerzen arbeiten möchten, können Sie diese Übung nutzen, um herauszufinden, was für Sie das Zentrum des Unangenehmen an den Kopfschmerzen oder der Migräne ist. Beides ist natürlich für sich schon unangenehm. Die Erfahrung zeigt, dass hinter einem allgemein unangenehm empfundenen Thema individuelle Geschichten für die Einzelnen stecken. So kann das Zentrum des Unangenehmen bei Kopfschmerzen für die eine Person das Gefühl von »Ausgeliefertsein« (nichts dagegen machen können) bedeuten. Eine andere Person empfindet das Zentrum des Unangenehmen der Migräne darin, von der Umwelt abgeschnitten und »allein zu sein«. Es gibt also kein Patentrezept wie: »Für alle Menschen, die unter Kopfschmerzen leiden, ist das Unangenehmste daran XY.«

### Erinnerung an eine unangenehme Situation

Diese Übung gibt Ihnen die Gelegenheit, ein Stück weit in sich hineinzuschauen und zu sehen, was für Sie hinter den Kopfschmerzen steht. Wenn Sie allgemeiner einsteigen möchten, suchen Sie eine Situation aus, die Sie spontan noch als unangenehm erinnern. Auch dies muss nicht das Schrecklichste sein, was Sie je erlebt haben. Es reicht, wenn Sie noch wissen, dass es unangenehm war und sich nicht gut angefühlt hat. Wenn Sie eine solche Situation langsam vor Ihrem inneren Auge hervorrufen, halten Sie die Erinnerung ebenfalls an der Stelle an, wo es sich so richtig blöd anfühlt, und versuchen Sie, dieses Standbild konstatierend aufmerksam wahrzunehmen. Achten Sie darauf, dass Ihre Aufmerksamkeit weitgestellt ist. Wenn Sie merken, dass Ihnen die Erinnerung zu nah kommt, versuchen Sie das Bild in weitere Entfernung zu rücken, sodass Sie gelassen hinschauen können. Versuchen Sie, das, was Sie sehen, hören und spüren nicht zu bewerten und auch nicht darüber nachzudenken (*»Hätte ich in der Situation doch bloß anders gehandelt!«*). Bleiben Sie dabei feststellend, im Sinne von: »Aha, so ist das, so *sieht das aus, so fühlt sich das an.*« Wenn Sie mögen, können Sie die Situation auch auf eine Bühne stellen und sich (weiter vorne oder weiter hinten) in den Zuschauerraum setzen. Wenn Sie das Gefühl haben, eine Hilfestellung zu benötigen, damit Sie sich das Bild in Ruhe ansehen können, setzen Sie eine imaginäre Scheibe zwischen sich und das Bild oder sorgen auf andere Weise dafür, dass Sie die Erinnerung weitgestellt mit konstantem Fokus wahrnehmen können, ohne dabei von den Gefühlen fortgerissen zu werden oder vor der Erinnerung innerlich Reißaus zu nehmen.

**Was ist das Zentrum des Unangenehmen?**
Wenn es Ihnen gelingt, die unangenehme Erinnerung konstatierend aufmerksam wahrzunehmen, versuchen Sie zu schauen, was die Situation für Sie so besonders unangenehm gemacht hat. Was ist das Zentrum des Unangenehmen an diesem Moment? Was ist die Essenz des Unangenehmen an der Situation? Wenn Sie merken, dass Sie abgeschweift sind, versuchen Sie, wieder zu der Wahrnehmung zurückzukommen. Sie dürfen die Übung natürlich jederzeit abbrechen, wenn es zu anstrengend oder schwer auszuhalten ist. Manchmal braucht man ein paar Anläufe, um die Übung so durchzuführen, dass es passt.

Wenn die eineinhalb Minuten vergangen sind, kommen Sie langsam wieder zurück, recken und strecken Sie sich. Notieren Sie sich, wie diese Übung für Sie war. Falls Sie schon ein Zentrum des Unangenehmen für sich herausfinden konnten, schreiben Sie dies auf. Seien Sie auch bei dieser Übung zuversichtlich, nicht jeder kennt gleich beim ersten Versuch sein Zentrum des Unangenehmen. Führen Sie die Übung weiter aus, auch hier dürfen Sie mit unterschiedlichen Erinnerungen arbeiten.

Bitte üben Sie auch das KAW 4 a) und b) mindestens eine Woche lang, um mit den Übungen auf der gedanklichen Ebene vertrauter zu werden. Sie werden vielleicht feststellen, dass die Übungen Ihnen je nach Tagesform unterschiedlich schwer- oder leichtfallen. Lassen Sie sich davon nicht irritieren, das ist ganz normal. Sie können Ihre Erfahrungen über die unterschiedlichen Erlebnisse mit den Übungen in Ihren KAW-Notizen oder in Ihrem Kopfschmerztagebuch festhalten.

Falls Sie es noch nicht getan haben, können Sie sich nun die Notizen zum Kopfschmerztagebuch ansehen, die Sie vor den ersten KAW-Übungen gemacht haben. Was fällt Ihnen auf? Was hat sich in der Zwischenzeit verändert?

## Was kann sich durch die Anwendung des KAW verändern?

Idealerweise bemerken Sie, dass Sie allgemein gelassener geworden sind. Sie ärgern sich möglicherweise weniger als vorher oder hören schneller wieder auf, sich zu ärgern oder aufzuregen. Sie sind sich Ihrer Wahrnehmung und den bewertenden Elementen Ihrer Wahrnehmung bewusster und können Ihr Handeln und Ihre Gedanken leichter reflektieren. Vielleicht bemerken Sie an anderen Menschen, dass diese mit inneren Konflikten belastet sind. Das kann dabei helfen, deren Verhalten Ihnen gegenüber nicht so persönlich zu nehmen. Eventuell haben Sie Erkenntnisse über die Entstehung oder Ursachen Ihrer Kopfschmerzen und Ihrer Migräne gewonnen, und dies macht Ihnen einen anderen Umgang mit Ihrem Leiden möglich.

Es kann aber auch sein, dass Sie zunächst keine positiven Veränderungen spüren oder in manchen Momenten sogar das Gefühl haben, dass sich Ihre Situation verschlimmert hat. Möglicherweise ist Ihr Leidensdruck akut sehr hoch und Sie wollen nun endlich etwas ändern, um wieder mehr Lebensqualität zu erleben. Aus Erfahrungen mit Klienten, die sehr stark unter Kopfschmerzen, Tinnitus oder Muskelverspannungen leiden, wissen wir, dass der Druck sehr hoch sein kann. Vielleicht kennen Sie Gedanken wie: »*Das muss jetzt aber wirklich helfen!*« »*Ich habe schon so viel probiert und leide nun schon so lange …*« »*Wenn das jetzt nicht hilft, habe ich mich nicht genug angestrengt!*« »*… dann weiß ich wirklich nicht weiter …*« Wenn Sie diese Sätze lesen, fallen Ihnen vielleicht die Imperative (Selbstbefehle) aus dem letzten Kapitel wieder ein. Aus unserer Sicht und Erfahrung ist es verständlich, aber nicht förderlich, diesen Druck aufrechtzuerhalten. In dem Moment, wo Sie den unangenehmen Gedanken *»Es kann sein, dass es nicht besser wird«* oder *»Es kann sein, dass auch diese Methode mir nicht hilft«* konstatierend aufmerksam wahrnehmen können, sind Sie einen wichtigen Schritt weiter. Wir wissen, dass dies sehr anstrengend und mühsam für Sie sein kann. Es ist aber ein sehr wesentlicher Schritt, weil er Sie Ihrem persönlichen Zentrum des Unangenehmen ein Stück näher bringt, das mit jedem Konstatierenden Aufmerksamen Wahrnehmen etwas von seinem Schrecken verliert. Solange Sie sich imperieren (befehlen), dass der Schmerz verschwinden muss, oder das KAW nun aber endlich positive Wirkung zeigen muss, werden Sie wahrscheinlich keine großen Veränderungen erreichen. Das funktioniert ähnlich wenig wie der Befehl: *»Ich muss jetzt sofort einschlafen!«*

**Konstatieren von Schmerzen oder Symptomen**
Wenn Sie den Mut gefunden haben, auch die konkreten Schmerzen oder Symptome zu konstatieren, kann dies im ersten Moment sehr unangenehm sein, denn Sie konzentrieren sich ja geradezu auf etwas sehr Unangenehmes. Wenn es Ihnen nicht gelingt, in diesem Moment auch die Wahrnehmung weitzustellen und damit den Schmerz loszulassen, kann sich der bereits vorhandene Schmerz verschlimmern. Manchmal spielt an dieser Stelle auch die Angst davor, dass genau das passiert, eine Rolle. Diese Angst sorgt für Anspannung (enggestellt), die das Weitstellen fast unmöglich macht. Wer es in diesem Moment schafft, wird spontan merken, dass das Loslassen (Weitstellen) einen äußerst wohltuenden Effekt hat.

Wie erfolgreich eine KAW-Übung war, können Sie auch anhand der Psychotonus-Skala, also anhand Ihrer inneren Anspannung bzw. Entspannung erkennen. Vielleicht beruhigt es Sie, dass Sie im Zweifel jederzeit auf Ihre gewohnten Muster zurückgreifen können. Wenn Sie vor dem KAW auf eine bestimmte Art reagierten oder auf Strategien zurückgriffen, mit denen Sie

## Was kann sich durch die Anwendung des KAW verändern?

sich vor Stress, Anspannung und Schmerzen schützen konnten, lassen sich diese jederzeit wieder anwenden. Der Einsatz des KAW löscht diese Strategien oder Muster nicht. Es funktioniert eher so, dass Sie mit dem KAW eine kleine Schneise in Ihr gewohntes Verhalten schlagen. Diese Schneise kann sich mit der Zeit langsam zu einem kleinen Trampelpfad entwickeln. Ihre gewohnten Strategien sind aber eher vergleichbar einer gut ausgebauten Landstraße oder sogar einer Autobahn. Sollte es also eng werden, können Sie mühelos auf diese großen Straßen ausweichen. Wenn Sie irgendwann mit dem KAW so vertraut sind, dass Sie eine konstatierende Grundhaltung entwickelt haben, wird der Trampelpfad immer bequemer und gewohnter, bis er ebenfalls zu Ihren gewohnten Strategien gehört. In Krisensituationen treten die alten Muster allerdings häufig ganz automatisch wieder in den Vordergrund, da sie viel älter sind und wirklich gut in Ihrem Körper abgespeichert sind. Wenn Sie sich über die Aktivierung eines alten Musters bewusst werden, können Sie sich aber auch wieder neu entscheiden. Was wir mit der Introvision erreichen wollen, ist nicht, dass Sie Ihr Leben lang dauerentspannt sind. Vielmehr sollen Sie sich entscheiden können, wie Sie in der jeweiligen Situation reagieren möchten. Will ich weiter gegen den Wind ankämpfen oder kann ich die Segel anders setzen?

Auch wenn Sie das KAW über viele Jahre praktizieren, wird es immer wieder Situationen geben, die Sie aus der Fassung bringen. Sie werden sich aber schneller wieder beruhigen, zu Ihrer Handlungsfähigkeit zurückkehren können und im Nachhinein besser verstehen, was Sie so aus der Fassung gebracht hat.

Wenn Sie merken, dass es Ihnen schwerfällt, sich alleine mit den KAW-Übungen auseinanderzusetzen, nehmen Sie Kontakt zu Introvisionsberatern in Ihrer Region auf. In Form von Einzelcoachings oder Gruppenangeboten werden diese Übungen von zahlreichen ausgebildeten Profis vermittelt.

## Anwendung bei Kopfschmerzen und Migräne

Wenn Sie mit den Übungen vertraut sind und es Ihnen gelingt, das KAW in Ihren Alltag zu integrieren, können Sie sich noch konkreter mit der Anwendung in Bezug auf Ihre Kopfschmerzen oder die Migräne beschäftigen. Ein wichtiger Faktor hierbei ist die Sensibilisierung auf die Sprache Ihres Körpers. Wann und woran erkenne ich Vorzeichen beginnender Kopfschmerzen? Was sind die Vorboten meiner Migräne? Was verändert sich, wenn ich diese Vorzeichen konstatierend aufmerksam wahrnehme? Hier können Sie vorgehen wie bei dem KAW auf das Zentrum des Unangenehmen: Indem Sie das Gefühl, den Zustand, den Schmerz oder was auch immer Sie als Vorboten erkennen, weitgestellt mit konstantem Fokus wahrnehmen, sind Sie in der Lage, den IST-Zustand (*»Meine Augen schmerzen und es kann sein, dass dies ein Vorbote für eine Kopfschmerz-Attacke ist.«*) zu konstatieren. Indem Sie den IST-Zustand konstatieren, anstatt ihn zu verdrängen oder sich in ihn hineinzusteigern, können Sie in dieser Situation anders reagieren. Sie können sich entscheiden, wie Sie vorgehen möchten. Umso besser Sie Ihre Vorzeichen und umso früher Sie die Signale Ihres Körpers erkennen, desto früher können Sie etwas unternehmen. Erfahrungsgemäß sind Kopfschmerzen und Migräne an sich schon Stressauslöser. Insofern lösen auch die Anzeichen, die Kopfschmerzen oder Migräne vorangehen, bereits Stress aus. Durch das konstatierende aufmerksame Wahrnehmen der Anzeichen bringen Sie einen kleinen Abstand zwischen sich und den IST-Zustand. Dieser kleine Abstand ermöglicht es Ihnen, aus der unmittelbaren Betroffenheit herauszutreten und den Teufelskreis (*»Ich merke Vorboten von Kopfschmerzen – aber das darf nicht sein!« »Ich darf jetzt keine Attacke bekommen!«*) zu unterbrechen. Wenn Sie in der Situation tatsächlich konstatieren: »*Es kann sein, dass ich die Vorboten von Kopfschmerz (oder Migräne) wahrnehme*«, und Sie dabei gelassen bleiben, ohne dass Gedankenkreise losgehen oder Ihr Psychotonus steigt, dann machen Sie gerade Blitzintrovision. Sie sind dann in der Lage, die Anspannung loszulassen, und erlangen mehr Handlungsfähigkeit. Sie können entscheiden, was für Sie jetzt am besten ist, und dadurch möglicherweise sogar

## Was kann sich durch die Anwendung des KAW verändern?

einem Schub vorbeugen oder das Ausmaß und die Dauer verringern, wenn Sie beispielsweise früh genug die Entscheidung für die richtige Dosis des entsprechenden Medikaments treffen. Auch wenn Sie die Kopfschmerzattacke oder den Migräneschub nicht verhindern konnten, hilft Ihnen das Loslassen und Weitstellen möglicherweise, um sich währenddessen ein klein wenig mehr zu entspannen bzw. sich schneller wieder davon zu erholen.

**Die Vorboten von Kopfschmerzen und Migräne**
Wenn Sie sich mit sich selbst und Ihren Kopfschmerzen oder Ihrer Migräne auseinandersetzen wollen, ist es nicht zu empfehlen, das KAW während einer akuten Attacke anzuwenden. Dies erfordert viel Übung und ist nicht in allen Fällen ratsam. Sehr viel erfolgversprechender ist es, wenn Sie sich mit den Zeichen und Signalen auseinandersetzen, die Ihr Körper Ihnen schon lange vor dem Schub oder der Attacke sendet. Es gibt verschiedene Möglichkeiten, wie Sie hier vorgehen können. Sie können einen Satz konstatieren, zum Beispiel: »*Es kann sein, dass sich eine Attacke anbahnt.*« Versuchen Sie, diesen Satz und seine Wirkung auf Sie konstatierend aufmerksam wahrzunehmen. Denken Sie dabei an all die Übungen, die Sie schon gemacht haben, und bleiben Sie in der nicht-wertenden Haltung. Versuchen Sie, nicht darüber nachzudenken und einfach nur zu betrachten, was in Ihnen vor sich geht. Nutzen Sie die Erfahrungen, die Sie mit dem KAW auf das Zentrum des Unangenehmen gemacht haben. Erinnern Sie sich daran, was Ihnen geholfen hat, eine unangenehme Erinnerung zu konstatieren. Alle Lösungsmöglichkeiten verschieben Sie auf später. Denken Sie auch an das Weitstellen, damit Sie nicht Gefahr laufen, sich in das unangenehme Gefühl hineinzusteigern. Wenden Sie das KAW nur so lange an, wie Sie es gut aushalten. Wenn es zu unangenehm wird, hören Sie auf und machen Sie eine Übung, die Ihnen guttut und Sie entspannt.

## Konstatierendes Aufmerksames Wahrnehmen

**Übung: KAW bei leichten Kopfschmerzen oder wenn sich eine Attacke ankündigt**

KAW bei »leichteren« Kopfschmerzen (nicht bei akuter Attacke!): Was genau spüre ich? Wo fühle ich das? Wo ist das Zentrum der Kopfschmerzen oder der Verspannung? Von da aus immer wieder weitstellen, eventuell im Rhythmus des Atems. Beim Weitstellen auch gern ein Stück weit aus dem Körper heraus spüren. Wie nehme ich den Raum um mich herum wahr? Wie kann ich den Schmerz und die Anspannung loslassen und in den Raum um mich fließen lassen? Was entspannt sich noch alles, was ich vorher vielleicht gar nicht als angespannt wahrgenommen habe?

Sie können auch KAW auf das Gefühl machen, welches Sie als Vorboten einer Attacke kennen. Was merken Sie und wo in Ihrem Körper nehmen Sie es wahr? Wie genau fühlt sich das an? Bitte achten Sie auch hier darauf, beim Konstatieren zu bleiben und sich nicht in das Gefühl hineinzusteigern. Sie können diese Übung durchführen, wenn das Symptom akut auftritt oder auch wie beim KAW 4 b) auf die Erinnerung an eine Situation, in der das Symptom aufgetreten ist. Die Idee bei diesem Vorgehen ist, wie oben beschrieben, dass die unangenehmen Gefühle und Gedanken ihren Schrecken verlieren – so ähnlich wie der Scheinriese nicht mehr zum Fürchten aussieht, wenn man sich ihm nähert. Der Prozess, den Sie auf diese Weise in Gang bringen, führt dazu, dass der Gedanke an die Symptome und Vorboten Ihrer Kopfschmerzen und Migräne von dem sehr unangenehmen Gefühl entkoppelt wird. Es wird also weder das Gefühl noch der Gedanke gelöscht, sondern lediglich die Verbindung zwischen beiden. Diese Verbindung ermöglicht das automatische Reagieren in Situationen, in denen der unangenehme Gedanke getriggert wird. Wenn diese Verbindung nicht mehr so stark ist, reduziert sich auch der Automatismus, der die nicht mehr wirklich kontrollierbaren Reaktionen hervorruft.

Beispiele für Triggersituationen, in denen die Verbindung zwischen Gedanke und Gefühl automatisch funktioniert:

### Was kann sich durch die Anwendung des KAW verändern?

- »Wenn ich nur an die Hecke denke, werde ich schon wütend!«
- »Wenn ich ein Vorzeichen von Kopfschmerzen oder Migräne spüre, steigt meine Anspannung, ich versuche es zu verdrängen oder innerlich zu bekämpfen.«

In beiden Beispielen können Sie die Anspannung förmlich mitfühlen. Der Psychotonus schnellt hoch. Durch das KAW wird es möglich, die Hecke so zu sehen, wie sie ist, und die ganze Bedeutung, die sie für mich bekommen hat, wegzulassen. Dann macht sie mich gar nicht mehr wütend. Möglicherweise entdecke ich sogar etwas Schönes an ihr. Zum Beispiel ein Vogelnest, in dem gerade die Küken geschlüpft sind, oder Blüten, die mir in meiner Wut gar nicht aufgefallen sind ... So ähnlich verhält es sich auch mit den Vorzeichen Ihrer Kopfschmerzen. Mit dem Konstatieren wird es möglich, diese zunächst als das wahrzunehmen, was tatsächlich da ist. Wenn Sie merken, dass Ihre Augen empfindlicher sind und Sie dies als Vorankündigung für eine Migräne kennen, können Sie genau das konstatieren: »*Aha, so ist das. Es kann sein, dass ich spüre, dass meine Augen empfindlich sind. Es kann sein, dass dies ein Vorbote von Migräne ist.*« Dann brauchen Sie keine Energie mehr dafür aufzuwenden, diese Signale zu ignorieren oder sich schon vor der einsetzenden Migräne von ihr stressen zu lassen. Denn der Stress, der durch Gedanken an mögliche einsetzende Kopfschmerzen oder Migräne verursacht wird, bindet sehr viele Ressourcen, die Sie viel besser zur Entspannung oder Vorbeugung nutzen können. Der Stress bringt Sie in Richtung Tunnelblick, und in der eingeengten Wahrnehmung ist es oft schwer, gute Entscheidungen zu treffen oder gut für sich zu sorgen. Wenn Sie den IST-Zustand »*Es kann sein, dass die Empfindlichkeit der Augen ein Vorbote der Migräne ist*« konstatieren, können Sie diesen Zustand verändern. Vielleicht merken Sie, was Ihnen und Ihrem Körper jetzt gut tun könnte, damit Sie sich entspannen können. Vielleicht hilft es, wenn Sie gleich bei dem ersten Anzeichen ein Schmerzmittel einnehmen oder sich Ruhe gönnen. Auch wenn Sie damit nicht alles verhindern, können Sie positiven Einfluss auf das Geschehen nehmen und sind dem Verlauf nicht so ausgeliefert, als wenn Sie den IST-Zustand verdrängen oder sich in die Situation hineinsteigern. Auf diese Art können Sie den Leidensdruck lindern und möglicherweise Dauer und Ausmaß Ihrer Attacken verringern. Eine Klientin hat in der Beratung einmal gesagt: »*Wenn ein Gespenst hinter dir her ist, dann musst du stehenbleiben und dich umdrehen, dann löst es sich in Luft auf.*« Es löst sich nicht immer alles in Luft auf, aber man ist nicht so aus der Puste, wenn man sich seinen Gespenstern stellt.

Möchten Sie den Ursachen Ihrer Kopfschmerzen oder Migräne noch ein Stück weiter auf den Grund gehen, können Sie das Zentrum des Unangenehmen noch tiefer erkunden, bis Sie Ihr eigenes Kernthema gefunden haben.

## Das Zentrum des Unangenehmen: mögliche Auslöser für Kopfschmerzen und Migräne

Kopfschmerzen oder Migräne sind an sich schon eine große Belastung. Trotzdem zeigen unsere Erfahrungen, dass sich hinter dem vordergründigen Leid oft mehr verbirgt. Hier können verschiedenste Themen eine Rolle spielen, die auf den ersten Blick scheinbar gar nichts mit Ihrer aktuellen Situation zu tun zu haben. Wenn Sie den Eindruck haben, dass dies für Sie zutrifft, lesen Sie weiter. Wenn Sie das Gefühl haben, dass Ihnen die Übungen schon ausreichend geholfen haben und Sie inzwischen weniger unter Ihren Kopfschmerzen oder der Migräne leiden oder Sie sich einfach handlungsfähiger fühlen, dann können Sie einfach mit Ihrer KAW-Praxis fortfahren.

### Wie finde ich mein Kernthema?

Sich selbst schonungslos zu hinterfragen, ohne dabei auf Konfliktumgehungsstrategien auszuweichen, ist nicht so leicht. Auch erfahrene Introvisions-Praktikerinnen kommen bei Themen, die sie persönlich stark betreffen, an einem bestimmten Punkt nicht weiter und sind auf die Unterstützung von Beratung oder Coaching angewiesen, um den Kern des Konflikts anzugehen. Das heißt nicht, dass Sie es nicht versuchen sollen. Wenn Sie merken, dass Sie an Ihren persönlichen Kernimperativ nicht herankommen, aber wissen möchten, worum es sich dabei eigentlich handelt, sollten Sie eine qualifizierte Introvisionsberatung in Anspruch nehmen (siehe Anhang »Weiterführende Informationen« mit Hinweisen für die Beratersuche).

**Selbstintrovision**
Wenn Sie eine Selbstintrovision anwenden möchten, legen Sie sich auch etwas zum Schreiben parat. Wenn Sie Ihre Gedanken schriftlich festhalten, können Sie besser nachvollziehen, wie Sie von Ihrem Ausgangsthema zu den zentralen Imperativen oder sogar zu Ihrem Kernimperativ gekommen sind. Wenn Sie Ihre Imperative oder Subkognitionen nicht notieren, kann es passieren, dass Sie sich später nicht mehr genau erinnern, auch wenn Sie in dem Moment überzeugt waren, diesen speziellen Satz oder dieses spezielle Bild nie mehr zu vergessen. Tatsächlich werden die sehr unangenehmen Gedanken schnell wieder in einer staubigen Ecke des Gedächtnisses verstaut, damit sie besser nicht stören. Notizen ermöglichen ein stringenteres Vorgehen und mehr Klarheit und Deutlichkeit. Auch wenn Sie zwischendurch abschweifen, können Sie wieder zu Ihren Notizen zurückkehren und an der Stelle weitermachen, an der Sie vom Thema abgekommen sind.

Wenn Sie ein Thema bearbeiten möchten, suchen Sie in Ihrer Erinnerung nach einer konkreten Situation, in der das passiert ist, was nicht passieren soll, oder in der Sie so reagiert haben, wie Sie es nicht wollten. Schauen Sie sich die Situation konstatierend aufmerksam an und stellen Sie sich die Frage: »*Was ist mir in dem Moment durch den Kopf gegangen? Welcher Gedanke oder welches Gefühl taucht da auf?*« Formulieren Sie die dazugehörige Subkognition (z. B.: »*Es kann sein, dass mir das total peinlich war.*«). Die Frage, die Sie sich immer wieder in verschiedener Ausformung stellen können, lautet: »*Was ist das Unangenehme daran?*« Nehmen Sie konstatierend wahr, was als erstes auftaucht, und formulieren Sie die Subkognition: »*Es kann sein, dass XY passiert.*« So machen Sie so lange weiter, bis Sie das Gefühl haben, an einem Stopp angelangt zu sein. Vielleicht sind Sie an einem zentralen Imperativ angekommen, vielleicht haben Sie Ihren Kernimperativ gefunden. Dass Sie einen wichtigen Punkt erreicht haben, merken Sie daran, dass Sie emotional stark aufgewühlt sind und das Gefühl haben, etwas Schlimmeres als diesen Gedanken gibt es nun wirklich nicht und es auf keinen Fall sein darf, dass dies passiert oder Wirklichkeit wird. Kernimperative sind in der Regel mit sehr existenziellen Gefühlen verbunden, im Extremfall: wertlos, hilflos, ungeliebt. Das heißt, es geht um das Eingemachte. Diese Kernthemen zeigen sich in ganz individuellen Ausprägungen. Für den einen ist es unerträglich, allein zu sein, ein anderer ist gern allein, aber die Vorstellung, sich allein zu fühlen, ist ihm unerträglich. Es geht immer darum, das ganz persönliche »Schlimmgefühl« herauszufinden und es mittels KAW zu bearbeiten.

Das KAW auf »*Es kann sein, dass XY passiert*« wird so lange wiederholt, bis das Thema seinen Schrecken verloren hat. Es ist wichtig, immer in der Möglichkeitsform zu bleiben. Schließlich geht es nicht darum, das Schlimme endlich zu akzeptieren, sondern die eine Möglichkeit als eine von tausend Millionen Möglichkeiten anzusehen. Dann kann ich den Gedanken irgendwann so denken wie viele andere Gedanken auch. Ausgesprochen angenehm wird er wahrscheinlich nie, löst aber nicht mehr so viel Alarm aus. Das ermöglicht mir neue Handlungsfähigkeit und sorgt dafür, dass der Gedanke und die dazugehörigen Gedankenkreise nicht mehr so viel Raum einnehmen.

Mögliche Auslöser für Kopfschmerzen und Migräne

**Verändert sich etwas oder bilde ich mir das ein?**
Wenn Sie sich fragen, ob das unangenehme Gefühl jetzt wirklich nicht mehr so schlimm ist oder ob Sie es eher herunterspielen, können die Konfliktumgehungsstrategien möglicherweise eine Hilfestellung bei der Selbstreflexion bieten. Beobachten Sie sich und schauen Sie, wieviel Anstrengung es Sie kostet, sich den Gedanken anzusehen. Oder bleiben Sie tatsächlich langsam gelassen? Ob sich wirklich etwas an Ihrem Thema verändert hat, können Sie im Praxistest feststellen. Befinden Sie sich wieder in einer ähnlichen Situation, werden Sie merken, ob es sich anders anfühlt und Sie anders reagieren können. Manchmal fällt es erst im Nachhinein auf, dass etwas anders war als sonst. Das ist wie mit einem Stein, der Ihnen regelmäßig im Weg lag und über den Sie häufig gestolpert sind. Wenn Sie den Weg gehen und der Stein verschwunden ist, werden Sie ihn möglicherweise nicht sofort vermissen. Vielleicht merken Sie aber auf dem Rückweg, dass etwas anders war.

In Bezug auf Kopfschmerzen könnte das heißen, dass Sie einen Vorboten für eine Kopfschmerzattacke bemerken und dies zum Anlass nehmen, sich eine Ruhepause zu gönnen und genau in sich hineinspüren, um herauszufinden, was Sie im Moment wirklich brauchen. Die Attacke können Sie damit nicht verhindern, doch haben Sie so mehr Handlungsspielraum und können Ihre Situation positiv verändern, sich selbst Gutes tun und die Zeit bis zu der Attacke entspannter verleben. Vielleicht hat Ihre gelassenere Haltung auch positiven Einfluss auf die Dauer und die Intensität der Attacke.

Wenn Sie nicht mehr so stark unter Kopfschmerzen oder Migräne leiden, kann es vorkommen, dass andere Themen in den Vordergrund treten. Dann machen sich schon seit langem schmerzende Knie, Probleme mit der Haut oder anderes wieder stärker bemerkbar. Möglicherweise werden Ihnen auch private Konflikte oder Unstimmigkeiten im Job bewusster und vielleicht hilft Ihnen die Introvision auch dabei, Lösungsmöglichkeiten und Linderung bei diesen Themen zu finden.

Konstatierendes Aufmerksames Wahrnehmen

## Wenn Sie allein nicht weiterkommen

Wie schon erwähnt, stoßen auch erfahrene Introvisionsprofis irgendwann an ihre Grenzen, meistens dann, wenn es wirklich unangenehm wird und das Kernthema immer näher rückt. Dann setzen die Konfliktumgehungsstrategien ein, um die direkte Konfrontation mit dem »was nicht sein darf« zu verhindern. Dann kann es guttun, sich jemandem anzuvertrauen, die/der sich genau damit auskennt.

Dies kann in Form einer Introvisionsberatung erfolgen. Darin wird versucht, den Kern Ihres Konflikts zu ergründen und Sie darin zu unterstützen, diesen Kern mittels Introvision zu bearbeiten. Klienten und Berater befinden sich immer auf Augenhöhe, denn Sie haben ja schon erfahren, was Introvision und KAW bedeutet und wie das Ganze funktioniert. Wenn Sie sich noch unsicher in der Anwendung des KAW fühlen oder Fragen zu der Theorie oder anderen Aspekten haben, kann zu diesen Themen auch in der Beratung gearbeitet werden. Oft können wir noch ein paar Tipps oder Hilfestellungen geben, die Ihnen ganz individuell bei der Anwendung des KAW helfen. Wenn Sie sich dann bereit fühlen, den Kern zu erkunden, kann das Introvisionsberatungsgespräch beginnen.

**Introvisionsberatung**
Die Beratungsmethode Introvision ist klientenzentriert, das heißt, wir arbeiten nur mit den Aussagen und Formulierungen, die Sie selbst verwenden. In der Sprache, die Sie verwenden, sind für Sie viele Erinnerungen und Emotionen enthalten. Bei einer Änderung der Sprache würde sich auch die Bedeutung für Sie ändern. Die Aufgabe der Introvisionsberater ist es, Ihre Imperative herauszuhören und sie Ihnen in Ihren Worten konstatierend wiederzugeben. Darin sind wir sehr geübt, weil wir das fast jeden Tag machen und inzwischen sehr sensibel für imperativische Gedanken und Formulierungen sind (Muss/Darf-Nicht-Syndrom). Wenn wir den Eindruck haben, dass Sie eine Konfliktumgehungsstrategie anwenden, machen wir Sie darauf aufmerksam oder ver-

suchen, Sie wieder zu der Ausgangssituation zurückzuführen. So begleiten wir Sie dabei, wenn Sie Schritt für Schritt Ihr Kernthema erkunden. Manchmal stößt man schon im ersten Gespräch auf den Kernimperativ, manchmal braucht es mehrere Anläufe. Der Unterschied zur Selbstintrovision liegt darin, dass Ihnen eine Person gegenübersitzt, die Ihnen zuhört und Ihr persönliches »Schlimmes« konstatierend ausspricht. Das hilft dabei, selbst auch konstatierend dorthin schauen zu können und sich dem Gefühl oder Satz *»Es kann sein, dass ...«* zu nähern.

**Übung: Mini-Introvision**
Sie merken schon: »Es kann sein, dass ...« ist ein wichtiger Satz. Probieren Sie Folgendes aus. Immer wenn Sie das Gefühl haben: *»Das darf auf keinen Fall sein!!!«*, formulieren Sie den Gedanken um und sagen zu sich selbst: *»Es kann sein, dass ...«* Was verändert sich dadurch für Sie? Wir machen immer wieder die Erfahrung, dass diese Form der Mini-Introvision in vielen Situationen hilft, einen anderen Blickwinkel einzunehmen.

Aus der Erfahrung mit vielen Klientinnen und Teilnehmerinnen aus Forschungsstudien zu Introvision wissen wir, dass sich hinter dauerhaften Beschwerden (Kopfschmerzen, Tinnitus, Muskelverspannungen) schwere Belastungen verbergen können. Diese Belastungen haben ihren Ursprung häufig in der Kindheit und können einen starken Bezug zu den akuten Beschwerden aufweisen. Beispielsweise nahm an einer Studie zu Hörminderung[23] eine Probandin teil, die während des Krieges mit vielen Menschen zusammen in einem Raum leben musste und dort gelernt hat, einen Teil ihres Hörvermögens auszuschalten, um sich beispielsweise auf die Hausaufgaben zu konzentrieren. Dieses Ausschalten hat sich auch nach dem Krieg noch automatisch eingestellt, sodass die Probandin bei Gesprächen mit Freundinnen und Freunden sogar eingeschlafen ist. Sie hat automatisch auf die vielen Stimmen reagiert. Seitdem sie dieser Ursache auf den Grund gehen konnte, vermag sie das Ausschalten ihres Hörvermögens zu steuern (was ja auch praktisch sein kann) und ist dem Automatismus nicht mehr ausgeliefert. Hörminderung und Tinnitus haben häufig etwas mit akustischen Erfahrungen zu tun – aber nicht immer! In einer Studie zu Nackenverspannungen[24] stellte sich während der Introvisionsberatungsgespräche relativ häufig heraus, dass den Probandinnen etwas »im Nacken saß«.

Sie sollten also darauf achten, dass Sie sich gut ausgebildeten Introvisionsberaterinnen anvertrauen, die ausreichend Praxiserfahrung besitzen, um mit diesen tieferen Belastungen verantwortungsvoll umgehen und im Zweifelsfall auch an Psychotherapeuten weitervermitteln zu können. Hinweise zur Beratersuche finden Sie im Anhang unter »Weiterführende Informationen« (siehe S. 183ff.).

**Wie kann ein Introvisionsberatungsgespräch ablaufen?**
Zunächst beginnt eine Introvisionsberatung wie jede andere Beratung mit einem Kennenlerngespräch zwischen Ihnen und der Beraterin/dem Berater. Sie vereinbaren die Konditionen, verabreden Termine und besprechen, wie das gemeinsame Vorgehen aussehen soll. Dabei spielt Ihr Anliegen natürlich auch schon eine Rolle. Bevor Sie in die Introvisionsberatung einsteigen, wird sich Ihre Beraterin vergewissern, dass Sie mit dem KAW ausreichend vertraut sind, damit Sie sich konstatierend mit dem Zentrum des Unangenehmen auseinandersetzen können. Sollte Ihnen dies noch Schwierigkeiten bereiten, wird Ihre Beraterin mit Ihnen üben und Ihnen Hilfestellung geben. Wenn Sie so weit sind, werden Sie mit der Beratung beginnen. Diese läuft im Kern folgendermaßen ab:

Sie schildern Ihr Anliegen. Die Beraterin hört Ihnen aufmerksam zu und versucht herauszuhören, an welcher Stelle eine höhere Anspannung sein könnte, und gibt dies konstatierend wieder: »*Es kann sein, dass die Kopfschmerzen immer wieder kommen.*« Zugleich werden Sie aufgefordert, diesen Satz ebenfalls konstatierend aufmerksam wahrzunehmen und dabei das Zentrum des Unangenehmen zu konstatieren. Dazu werden Sie mit einer

## Zusammenfassung

Frage wie: »*Was ist für Sie das Unangenehme daran?*« oder: »*Was ist für Sie gefühlsmäßig daran unangenehm?*« angeleitet. So geht das Gespräch weiter, bis ein bestimmter Punkt erreicht ist, an dem der Kernimperativ auftaucht, oder Sie entscheiden, dass es zunächst reicht.

In dem Moment, in dem Sie sich dem unangenehmsten Punkt des Gesprächs nähern, steigt Ihre innere Anspannung und Erregung. Wenn es Ihnen mithilfe der Beraterin gelingt, Ihr Zentrum des Unangenehmen zu konstatieren, werden Sie feststellen, dass diese Anspannung sehr schnell wieder absinkt, da Ihr Kernthema bereits einen Teil seines Schreckens verloren hat, indem Sie es konstatierend aufmerksam wahrgenommen haben. Manchmal dauert es aber auch länger, bis die Anspannung wieder absinkt, vor allem wenn Sie sich am Anfang das Zentrum des Unangenehmen nur für Sekunden oder Bruchteile von Sekunden ansehen können. Sie merken jedoch, dass Sie auf dem richtigen Weg sind, wenn die Anspannung mit jedem Mal KAW auf das Zentrum des Unangenehmen etwas nachlässt und Sie dabei ein bisschen gelassener werden, wodurch Sie sich Ihr persönliches Zentrum des Unangenehmen jeweils nur ein bisschen länger als beim vorigen Mal anschauen können.

Vielleicht schließt sich ein Gespräch über die Einordnung der Themen an, in dem Sie besprechen, inwieweit Ihr Ausgangsanliegen mit dem Kernimperativ dieses Gesprächs zusammenhängt.

Wenn Ihre Beraterin sich vergewissert hat, dass Sie Ihr Kernthema konstatieren können, werden Sie dies als »Hausaufgabe« mitbekommen, um diesen Gedanken nun regelmäßig konstatierend aufmerksam wahrzunehmen, bis er seinen Schrecken verloren hat und Sie gar nicht mehr an ihn denken.

## Zusammenfassung

In diesem Kapitel haben Sie die Übungen des Konstatierenden Aufmerksamen Wahrnehmens kennengelernt und ausprobiert. Vielleicht haben Sie

Veränderungen in Ihrem Alltag wahrgenommen und in irgendeiner Form Erleichterung für Ihr Leben mit Kopfschmerzen oder Migräne erfahren. Möglicherweise haben Sie angefangen, sich genauer zu hinterfragen, und einige Ihrer Imperative kennengelernt. Wir wünschen Ihnen, dass Sie den einen oder anderen inneren Konflikt für sich lösen konnten und dass Sie die Effekte davon noch lange spüren. Wenn Sie merken, dass sich unerwünschte alte Muster wieder einstellen, versuchen Sie sich an das KAW zu erinnern. Denn wenn Sie es gründlich gelernt und geübt haben, können Sie auch nach einer längeren Pause leicht wieder einsteigen, so wie Sie auch nach zehn Jahren Pause wieder auf ein Fahrrad steigen können. Vielleicht ruckelt es am Anfang etwas, aber dann erinnern sich Ihr Gehirn und Ihr Körper wieder daran, wie es geht.

Zum bequemen Überblick haben wir alle praktischen Übungen am Ende des Buches in einer Übersicht zusammengefasst. Ganz im Sinne der Introvision und der dahinterstehenden Idee, sich selbst bzw. seine Kopfschmerzen oder Migräne besser kennenzulernen, folgen im nächsten Kapitel ausführliche Informationen zu Diagnose, Ursachen, Formen und Behandlungsmöglichkeiten von Kopfschmerzen und Migräne.

# Kopfschmerzen aus medizinischer Sicht

In diesem Kapitel erfahren Sie mehr über Diagnose, Häufigkeit, Entstehungsweise und natürlich Behandlungsmöglichkeiten von Kopfschmerzen aus (hauptsächlich) schulmedizinischer Sicht. Diese Informationen können Ihnen helfen, Ihre Kopfschmerzen besser zu verstehen – und besser mit ihnen umzugehen. Beginnen wir mit ein paar Fakten und Zahlen.

## Diagnose: Migräne oder Spannungskopfschmerzen?

Die Migräne ist eine der häufigsten neurologischen Erkrankungen. Zur Unterscheidung der verschiedenen Kopfschmerzarten wurden von der Internationalen Kopfschmerzgesellschaft einheitliche Diagnosekriterien ausgearbeitet, damit Kopfschmerzen richtig eingeordnet und damit auch besser behandelt werden können. Eine richtige Diagnose erleichtert die Behandlung meist deutlich, insbesondere bei selteneren Kopfschmerzarten.

Zugegeben, Diagnosekriterien sind ein trockener Stoff. Doch verstehen Sie nach den folgenden Darstellungen vielleicht besser, warum Ihr Arzt manche Sachverhalte ganz genau wissen möchte. Falls Sie daran weniger interessiert oder Sie bereits gut informiert sind, können Sie die nächsten Seiten auch überblättern.

**Migräne ohne Aura**

Eine Migräne ist definiert als wiederkehrende Kopfschmerzattacken mit bestimmten Begleitsymptomen und einer Dauer zwischen 4 und 72 Stunden. Zur definitiven Diagnose sollte man mindestens fünf Attacken gehabt haben. Zudem sollte keine andere Ursache vorliegen (z. B. eine Entzündung des Gehirns); dies wird in der Praxis durch einen unauffälligen neurologischen Untersuchungsbefund dokumentiert. Diese Migräne wird im Gegensatz zur chronischen Migräne als episodische Migräne bezeichnet.

Migräne-Kopfschmerzen sollten gemäß den Kriterien der Internationalen Kopfschmerzgesellschaft mindestens zwei der folgenden Punkte erfüllen:
- einseitige Kopfschmerzen
- pulsierende Schmerzen
- mittelstarke bis starke Intensität
- Schmerzverstärkung bei körperlicher Aktivität (z. B. Gehen oder Treppensteigen) und Vermeidung dieser Aktivitäten (Ruhebedürfnis)

Mindestens eines der folgenden Begleitsymptome tritt auf:
- Übelkeit und/oder Erbrechen
- Lärm- und Lichtempfindlichkeit

Eine Migräne wird aufgrund der Angaben des Patienten diagnostiziert, es gibt sonst keinen definitiven Test, mit dem man eine Migräne diagnostizieren könnte. Eine Untersuchung des Kopfes mit einem bildgebenden Verfahren wird manchmal zum Ausschluss einer anderen Ursache benötigt. Dies ist jedoch bei klassischem Ablauf mehrerer Attacken und wenn weitere Mitglieder der Familie ebenfalls von Migräne betroffen sind, meist nicht nötig.

## Diagnose: Migräne oder Spannungskopfschmerzen?

### Wahrscheinliche Migräne

Bei der Diagnose einer wahrscheinlichen Migräne fehlt den Patienten eines der Merkmale, um die geforderten Kriterien zu erfüllen. Dennoch ist es wahrscheinlich, dass eine Migräne vorliegt, und die Behandlung ist erfolgreicher, wenn man von einer Migräne und nicht einem Spannungskopfschmerz ausgeht.

### Migräne mit Aura

Bei einer Migräne mit Aura haben die Patienten neurologische Reiz- und Ausfallsymptome wie z. B. Flimmersehen/Sehstörungen, Kribbelgefühle vor oder während einer Migräneattacke, manchmal auch ohne Kopfschmerzen. Die Symptome entwickeln sich allmählich innerhalb von 5 bis 20 Minuten und bilden sich typischerweise vollständig innerhalb von 60 Minuten wieder zurück.

### Chronische Migräne

Die chronische Migräne ist definiert als Migränekopfschmerz an mindestens 15 Tagen im Monat über mehr als drei Monate, ohne dass ein Medikamentenübergebrauch (siehe unten) besteht. Die chronische Migräne entwickelt sich meist aus einer episodischen Migräne; der attackenartige Charakter kann sich dabei deutlich reduzieren. Natürlich darf auch hier keine andere Ursache vorliegen.

### Spannungskopfschmerzen

Spannungskopfschmerzen unterscheiden sich von einer Migräne vor allem durch das Fehlen bestimmter Symptome. Nach den Diagnosekriterien der Internationalen Kopfschmerzgesellschaft werden sie so definiert:

Mindestens zehnmal Kopfschmerzen mit einer Dauer von 30 Minuten bis zu 7 Tagen, die mindestens zwei der folgenden Charakteristika aufweisen:
- Beidseitige, nicht halbseitige Kopfschmerzen
- Drückende oder beengende, nicht pulsierende Schmerzen
- Leichte bis mittelstarke Kopfschmerzen
- Keine Schmerzverstärkung bei körperlicher Aktivität

Als Begleiterscheinung sollten beide der folgenden Punkte erfüllt werden:
- Entweder leichte Lärm- *oder* Lichtempfindlichkeit, nicht beides,
- keine Übelkeit, kein Erbrechen; Appetitlosigkeit kann auftreten.

## Spannungskopfschmerzen mit/ohne Schmerzempfindlichkeit der Muskulatur

Spannungskopfschmerzen können mit oder ohne erhöhte Schmerzempfindlichkeit im Bereich der Schulter-/Nacken-/Kopfmuskulatur auftreten.

Auch für Spannungskopfschmerzen gilt natürlich, dass keine andere Schmerzursache vorliegen darf. Wie bei der Migräne wird ein Spannungskopfschmerz aufgrund der Angaben der Patienten diagnostiziert, ohne dass es einen spezifischen Test gibt.

## Chronische Spannungskopfschmerzen

Chronische Spannungskopfschmerzen sind definiert als Kopfschmerzen, die über Stunden anhalten oder kontinuierlich an mehr als der Hälfte der Tage eines Monats über einen Zeitraum von mindestens drei Monaten auftreten.

## Medikamentenübergebrauchskopfschmerz

Wenn Kopfschmerzmittel zu häufig eingenommen werden, entsteht paradoxerweise ein häufigerer Kopfschmerz oder sogar Dauerkopfschmerz: der Medikamentenübergebrauchskopfschmerz (MOH, Medication Overuse Headache).

Der MOH ähnelt dem ursprünglichen Kopfschmerz (oft Migräne), er kann jedoch auch anders auftreten. Betroffene beschreiben ihn dann meist als schwächer und eher einem Spannungskopfschmerz ähnelnd mit weniger deutlichen Begleiterscheinungen wie Übelkeit, teils als nicht mehr klaren Kopf ohne eigentliche Kopfschmerzen zwischen den Attacken.

Die Diagnose kann gesichert werden, wenn der Kopfschmerz während des Übergebrauchs auftritt oder sich verschlechtert *und* sein ursprüngliches Auftreten und ursprüngliche Häufigkeit wieder erreicht, *nachdem* die vermehrte Medikamenteneinnahme beendet wurde.

### Diagnose: Migräne oder Spannungskopfschmerzen?

Patienten machen während des Übergebrauchs die Erfahrung, dass ihre eigentlich gut wirksamen Kopfschmerzmittel in der Wirkung nachlassen oder überhaupt nicht mehr wirken. Einige vorbeugende Mittel wirken während des Übergebrauchs ebenfalls nicht.

Die genauen Kriterien unterschieden sich je nach Mittel, doch trifft es für alle Arten von Medikamenten zu, dass die Beurteilung frühestens zwei Monate nach Beendigung des Übergebrauchs erfolgen sollte.

Für Triptane gilt ein Übergebrauch als sicher, wenn diese an mindestens zehn 10 Tagen pro Monat regelmäßig über mindestens drei 3 Monate eingenommen werden und eine deutliche Zunahme der Kopfschmerzhäufigkeit während des Triptanübergebrauchs besteht.

Bei Schmerzmittelübergebrauch erwartet man einen Kopfschmerz an mindestens 15 Tagen im Monat, der wenigstens eines dieser Charakteristika aufweist:
- beidseitig, drückende/beengende (nicht pulsierende) Qualität,
- leichte oder mittlere Intensität

und folgende Kriterien erfüllt:
- Einnahme von Schmerzmitteln an mindestens 15 Tagen im Monat regelmäßig über mindestens drei 3 Monate,
- Entwicklung der Kopfschmerzen oder deutliche Verschlechterung während des Schmerzmittelübergebrauchs.

Der Kopfschmerz verschwindet oder kehrt innerhalb von zwei Monaten nach Beendigung der Schmerzmitteleinnahme wieder zu seinem früheren Auftretensmuster zurück.

Kopfschmerzen aus medizinischer Sicht

## Wie verbreitet sind Migräne und Spannungskopfschmerzen?

Wenn man selbst Kopfschmerzen kennt, nimmt man wohl an, dass alle anderen ebenfalls diese Erfahrung gemacht haben, wenn vielleicht auch in leichterer Form, und dass es normal ist, gelegentlich unter Kopfschmerzen zu leiden. So antworten viele Patienten, die ich bei der ersten Vorstellung frage, ob sie früher Kopfschmerzen hatten, zunächst mit Nein. Erst bei genauerem Nachfragen kommt die Antwort: »Natürlich kenne ich Kopfschmerzen, normale Kopfschmerzen eben wie sie alle anderen auch ab und an mal haben.«

Es gibt aber auch Leute, die Kopfschmerzen tatsächlich gar nicht kennen, was sich Kopfschmerzpatienten schlecht vorstellen können. Umgekehrt können sich Menschen ohne Kopfschmerzen oft auch nur schwer vorstellen, wie beeinträchtigend es sein kann, Kopfschmerzen mit allen Begleiterscheinungen zu haben, und manche meinen sogar, dass man Schmerzen ja auch mal aushalten könnte. Ihnen ist wahrscheinlich nicht bewusst, wie sehr Patienten in der Migräneattacke neben den starken Schmerzen auch durch die Begleiterscheinungen wie Übelkeit bis zum Erbrechen, Lärm- und Lichtempfindlichkeit und reduzierte körperliche und geistige Leistungsfähigkeit geplagt werden.

Wie häufig Migräne oder andere Erkrankungen in der Bevölkerung vorkommen, beschreiben Prävalenzzahlen. Die Prävalenz gibt an, wie viel Prozent der Bevölkerung zu einem bestimmten Zeitpunkt oder über eine bestimmte Zeitdauer (z. B. ein Jahr oder drei Monate) unter einer bestimmten Erkrankung leiden.

Die Migräne ist prinzipiell auf der ganzen Welt und seit der Antike bekannt. Zum ersten Mal beschrieben wurde die Erkrankung von dem griechischen Arzt Aretaios im ersten Jahrhundert vor Christus; auch eine antike Papyrusrolle scheint die Beschreibung einer Kopfschmerzattacke zu enthalten.

Die Zahlen für das Auftreten von Kopfschmerzen unterscheiden sich in den einzelnen Ländern oder Kontinenten teils deutlich (siehe unten). Überall gilt jedoch, dass:

## Wie verbreitet sind Migräne und Spannungskopfschmerzen?

- Frauen deutlich häufiger betroffen sind als Männer, während bei Kindern das Geschlechterverhältnis noch gleich ist.
- Es sind etwa 1,5- bis 3-mal mehr Frauen betroffen, bei den chronischen Verlaufsformen ist der Frauenanteil noch höher.

Nach einer Untersuchung von 2014 beträgt die Lebenszeitprävalenz für Kopfschmerzen der Menschen in Westeuropa 91 Prozent, das heißt, sie haben mindestens einmal im Leben Kopfschmerzen.[25] Die Einjahres-Prävalenzen in der gleichen Untersuchung betragen für
- Kopfschmerzen allgemein 79 Prozent,
- Spannungskopfschmerzen 39 Prozent,
- Migräne 36 Prozent,
- chronische Kopfschmerzen 7 Prozent (davon Medikamentenübergebrauchskopfschmerz 3 Prozent).

Chronische Spannungskopfschmerzen und chronische Migräne sind in der Untersuchung nicht extra aufgeführt, man geht jedoch davon aus, dass 1 bis 2 Prozent der Bevölkerung an einer chronischen Migräne leiden und ebenso viele an chronischen Spannungskopfschmerzen.

Unter chronischen Kopfschmerzen, das heißt Kopfschmerzen an mehr als der Hälfte der Tage eines Monats, leiden in Deutschland laut der Studie also geschätzt fast 6 Millionen Menschen, eine beeindruckende Zahl! Migräne kennen in Deutschland fast 30 Millionen Menschen.

Für andere Länder und in früheren Untersuchungen wurden teils deutlich geringere Zahlen genannt, z. B. für Migräne bei Frauen in Deutschland, Dänemark, Frankreich oder den USA zwischen 15 und 18 Prozent, bei Männern zwischen 5 und 10 Prozent.

## Wie kommt es zu den Unterschieden in den Prävalenzzahlen?

Für jede Untersuchung ist wichtig, wie die Daten erhoben wurden. Wurden die Patienten ähnlich wie bei einer Meinungsumfrage nach einem repräsentativen Muster zufällig ausgewählt, angeschrieben und gebeten, einen Fragebogen auszufüllen? Oder wurden Patienten zu einer persönlichen Untersuchung eingeladen oder telefonisch befragt? Oder wurden sie nach einem in skandinavischen Ländern teils vorhandenen Personenregister ausgewählt?

Wie genau lautete die Frage: »Haben Sie Kopfschmerzen?« oder: »Kennen Sie Kopfschmerzen?« oder: »Leiden Sie unter Kopfschmerzen?« Auf jede Frage kann man unterschiedlich antworten. All diese Faktoren können das Ergebnis beeinflussen.

**Migräne bei Neurologen**

Die Beobachtung, dass unter Neurologen besonders viele Migränepatienten zu finden sind, hat eine einfache Erklärung: Es ist davon auszugehen, dass Neurologen in etwa gleich häufig wie die übrige Bevölkerung an Migräne leiden, jedoch die eigenen Kopfschmerzen sicherer diagnostizieren können. In einer entsprechenden Untersuchung aus dem Jahr 2012[26] wurde bei Neurologen in Norwegen eine Lebenszeitprävalenz für Migräne von 39 Prozent und eine Einjahres-Prävalenz von 34 Prozent erhoben. Diese Zahlen stimmen gut mit den Daten der Untersuchung aus 2014 überein, sodass die wahre Prävalenz in der Bevölkerung damit wohl gut abgebildet ist.

**Migräne mit Aura**

Die Migräne mit Aura ist deutlich seltener als die Migräne ohne Aura. Üblicherweise geht man davon aus, dass zwischen 10 und 15 Prozent bzw. zwischen 20 und 30 Prozent der Migränepatienten eine Aura kennen. In einer Studie zur Migränehäufigkeit mit persönlicher Befragung der Gesamtbevölkerung (eines Dorfes in Norwegen), also nicht nur von Migränepatienten und nicht nur mittels Fragebogen, wurde eine Häufigkeit der Aura von fast

10 Prozent beobachtet,[27] eine Zahl, die eher dem höheren Anteil von 20 bis 30 Prozent der Migränepatienten entspricht. In der oben erwähnten Untersuchung zu Migräne bei Neurologen gaben 39 Prozent der Neurologen an, schon einmal eine visuelle Aura erlebt zu haben, also auch deutlich häufiger, als man es von anderen Studien erwartet hätte.

## Beeinträchtigung durch Migräne/Kopfschmerzen

Um die Ausgangsüberlegung noch einmal aufzunehmen: Bei einer Lebenszeitprävalenz von über 90 Prozent kann man davon sprechen, dass es eher dem Normalzustand entspricht, gelegentlich Kopfschmerzen zu haben. Was hauptsächlich den Leidensdruck bei Migräne ausmacht, sind:

- die Stärke der Kopfschmerzen, die den Alltag beeinträchtigt,
- die Begleiterscheinungen wie Übelkeit und Erbrechen zusammen mit Lärm- und Lichtempfindlichkeit und Ruhebedürfnis, die zusammen eine Teilnahme am alltäglichen Leben deutlich erschweren oder gar unmöglich machen,
- die Häufigkeit bis hin zu chronischen Kopfschmerzen bei einem Teil der Betroffenen,
- die dadurch reduzierte körperliche und geistige Leistungsfähigkeit.

................................................................

Die Weltgesundheitsorganisation der Vereinten Nationen (WHO) zählt die Migräne zu den zehn Krankheiten mit der stärksten Beeinträchtigung der Lebensqualität und hohen sozioökonomischen Kosten: Für Deutschland werden die Gesamtkosten auf 17 Milliarden Euro im Jahr geschätzt, das entspricht in etwa 1 200 Euro im Jahr pro Migränepatient.[28]

................................................................

Hinter diesen Zahlen verbergen sich jeweils individuelle Krankheits-, Lebens- und Leidensgeschichten: Menschen, die aufgrund von krankheitsbedingten Fehlzeiten ihre Arbeit verloren haben oder ihren Beruf aufgeben mussten oder ein vielgeliebtes Hobby nicht mehr weiter ausüben können. Menschen, deren Partnerschaft durch die häufigen Kopfschmerzen belastet wird und deren Partner sich vielleicht sogar deswegen von ihnen getrennt haben. Menschen, die wegen ihrer chronischen Kopfschmerzen depressiv geworden sind. Eltern, die sich aufgrund ihrer Kopfschmerzen nicht so gut um ihre Kinder kümmern können, wie sie es sich vorgestellt haben, und die Kinder, die unter den häufigen Kopfschmerzen ihrer Eltern leiden. Kinder mit Migräne, die in Schule und Freizeit kaum mehr Kind sein können.

## Forschungsstand

Den letzten Meilenstein in der Kopfschmerzbehandlung markierte in den 1990er-Jahren die Einführung neuer Migränemedikamente, der Triptane. Zwar gab es in der Behandlung seither einige Neuerungen, doch resultierte aus ihnen bislang keine so grundlegende Verbesserung der Therapiemöglichkeiten wie durch die Triptane. Und das gilt nicht nur für Migränepatienten, auch Clusterkopfschmerzpatienten profitieren enorm von diesen Medikamenten. Mit der Einführung von derzeit in der klinischen Prüfung befindlichen Substanzen (CGRP bzw. CGRP-Rezeptor-Antikörpern, dazu später mehr) könnte sich das für einen Teil der Patienten eventuell ändern. Seit den 1990er-Jahren wurde Kopfschmerzen jedoch deutlich mehr Aufmerksamkeit zuteil, sodass eine umfangreiche Grundlagenforschung betrieben wurde, die das Verständnis unterschiedlicher Kopfschmerzerkrankungen stark vorangetrieben hat. Dieses bessere Verständnis ermöglicht es wiederum, neue Behandlungsmöglichkeiten zu finden. Da Migräne für behandelnde Ärzte der häufigste und wichtigste Kopfschmerz ist, konzentriert sich darauf ein Großteil der Forschung, auch der Grundlagenforschung. Somit weiß man am meisten über die Migräne, obwohl es nach den Definitionen der Internationalen Kopfschmerzgesellschaft mehr als 100 verschiedene Kopfschmerzarten gibt. Auch dieses Buch konzentriert sich auf die häufigsten Kopfschmerzarten Migräne und Spannungskopfschmerzen, die zusammen mehr als 90 Prozent aller Kopfschmerzen ausmachen.

## Wie und warum entstehen Schmerzen?

Bevor wir uns der Entstehung von Kopfschmerzen zuwenden, wollen wir uns klarmachen, wie und warum Schmerz entsteht und welche Funktionen er hat.

**Schutzfunktion**
Schmerz ist ein Warnzeichen des Körpers, das anzeigt, wenn Gewebe verletzt oder entzündet ist. Bei einer Verletzung (und auch bei einer Entzündung) werden Substanzen freigesetzt, die Nervenendigungen für die Schmerzempfindung reizen. Diese Schmerzfasern übermitteln Schmerzsignale über das Rückenmark ins Gehirn. Zum Beispiel ziehen wir als Sofortreaktion, als Reflex, die Hand von der heißen Herdplatte weg. Die Funktion des Schmerzes besteht also darin, den betroffenen Körperteil vor weiterer Verletzung zu schützen und, in unserem Beispiel, dann die verletzte Hand zu schonen, um zu einer besseren Wiederherstellung beizutragen.

**Schmerzdämpfende und schmerzverstärkende Systeme**
Dass wir in Mitteleuropa von einem wilden Tier, etwa einem Bären, verletzt werden, kommt eher selten vor, doch für unsere evolutionären Vorfahren stellte ein Bärenangriff eine reale Gefahr dar. In einer solch akut lebensbedrohenden Situation ist das Überleben wichtiger als das Schonen eines Körperteils. Deswegen kennt der Körper auch schmerzdämpfende bzw. schmerzkontrollierende Systeme, die in starken Stress-Situationen den Schmerz

dämpfen oder komplett kontrollieren bzw. ihn nicht ins Bewusstsein kommen lassen, sodass man weiterkämpfen oder fliehen und somit überleben kann.

Daneben existieren Mechanismen, die Schmerzen verstärken können. Nach einer kleinen Schnittwunde, die zunächst nur die ersten Minuten wehtat, kann es zu einer Entzündung der verletzten Stelle kommen. Durch Freisetzung von Entzündungsbotenstoffen werden die Nervenendigungen in der Umgebung sensibilisiert, sodass ein viel größeres Areal um die ursprüngliche Verletzung herum schmerzempfindlich wird. Statt nur der eine Finger wird nun die ganze Hand geschont. Solche schmerzverstärkenden Effekte gibt es nicht nur an den Endigungen der Nerven im Gewebe, sondern auch im zentralen Nervensystem auf Rückenmarksebene und bei den schmerzverarbeitenden Strukturen im Gehirn, die auch der mentalen und psychologischen Kontrolle unterliegen (siehe unten).

**Schmerzwahrnehmung**
Auf zwei weitere wichtige Aspekte bei der Wahrnehmung von Schmerzen soll an dieser Stelle hingewiesen werden.

*Bewusstsein*
Erst wenn sie bewusst wahrgenommen wird, tut eine Verletzung weh. Eine Verletzung der Hand während eines Kampfes mit einem Bären führt natürlich zur Reizung der Nervenendigungen an der Hand, die das Signal wie üblich über das Rückenmark an das Gehirn weiterleiten. In dieser extremen Stress- oder sogar Schock-Situation werden die Schmerzsignale bei der Weiterleitung an das Bewusstsein quasi aussortiert oder unterdrückt. Das heißt, dass ein Schmerzsignal aufgrund der Verletzung zwar durchaus existiert, aber in dieser Kampf- und Überlebenssituation nicht ins Bewusstsein rückt und der Schmerz nicht oder kaum wahrgenommen wird.

Wir alle kennen aus unserem Alltag diese schmerzkontrollierenden Mechanismen durch Bewusstseins- oder Aufmerksamkeitslenkung in weniger ausgeprägter Form: Ablenkung, etwa durch einen spannenden Film, kann den Schmerz einer Verletzung fast vergessen machen.

Die Schmerzstärke wird abhängig von der Reizstärke erlebt: Sich den Finger leicht am Tisch zu stoßen ist weniger intensiv als sich mit dem Hammer auf den Daumen zu hauen. Ihre Wahrnehmung ist aber auch abhängig von der mentalen und emotionalen Bewertung. Ein Muskelschmerz wird unterschiedlich stark empfunden, wenn ein aggressives Gegenüber einen fest an der Schulter packt im Vergleich mit dem ähnlich festen Druck eines Masseurs, der Verspannungen behandelt. Im ersten Fall verstärken die Angst und das Gefühl der Bedrohung den Schmerz. Im zweiten Fall wird der Schmerz als nicht bedrohlich empfunden, sondern als Begleiterscheinung der Massage akzeptiert. Er wird weniger intensiv erlebt, weil er als deutlich weniger aufmerksamkeitsfordernd und bedrohlich eingestuft wird.

Das zeigt im Rückschluss auch, dass jeder Mensch prinzipiell die Fähigkeit hat, die Wahrnehmung von Schmerzen zu ändern und Schmerzen sogar zu unterdrücken. Natürlich kann nicht jeder dies so perfektionieren, wie es das Bild des auf einem Nagelbrett sitzenden indischen Fakirs suggeriert.

***Emotionale Verfassung***

Zum anderen hat Schmerz gleich von Beginn an eine negative emotionale Komponente, die die Stimmung verschlechtert. Bei gedrückter Stimmung sinkt jedoch die Schmerzschwelle: Schmerzen werden schneller wahrgenommen bzw. leichtere Schmerzen werden intensiver empfunden als in ausgeglichener Stimmung. Ängste können Schmerzen ebenfalls verstärken. Schmerzen wiederum können auch Ängste auslösen, z. B. ob eine schlimme Erkrankung hinter den Schmerzen stecken könnte.

Bei häufigen oder chronischen Schmerzen mit entsprechend gedrückter Stimmung kommt so schnell eine Abwärtsspirale in Gang, die sich selbst verstärkt und umso schwieriger wieder unterbrochen werden kann. Das Auftreten einer begleitenden Depression bei chronischen Schmerzerkrankungen ist also gut nachvollziehbar. Deswegen ist bei chronischen Schmerzpatienten die Behandlung einer depressiven Verstimmung für die Schmerzlinderung sehr wichtig. Die Schmerzwahrnehmung wird so wieder normalisiert.

**Kopfschmerzen als Symptom einer anderen Erkrankung**
Wie andere Schmerzen können Kopfschmerzen ein Warnzeichen des Körpers sein – und diese Warnzeichen sind unbedingt zu beachten. Bei einer Hirnhautentzündung oder einer Hirnblutung können Kopfschmerzen auftreten, ebenso bei einer akuten Entzündung der Nasennebenhöhlen oder als Begleitsymptom bei einer Grippe. Sie werden als sekundäre (oder symptomatische) Kopfschmerzen bezeichnet, da sie Folge einer anderen Erkrankung sind. Im Gegensatz bestehen bei primären Kopfschmerzen wie Migräne oder Spannungskopfschmerzen die Schmerzen *ohne* zugrundeliegende Gewebsverletzung oder andere Erkrankung – wenngleich dies für manche Betroffene angesichts der Intensität der Schmerzen, die sie bei Migräneattacken erleben, kaum vorstellbar ist.

• • • • • • • • • • • • • • • • • • • • • • • • • • • • • •

### Kopfschmerzen als Warnsymptom / Notfall

Wenn Kopfschmerzen
- sehr plötzlich, extrem stark innerhalb von Sekunden auftreten (sog. Vernichtungskopfschmerz),
- mit Ausfallerscheinungen verbunden sind (Schwäche, Sprechstörung, Bewusstseinsstörung o. ä.)
- oder ungewöhnliche Kopfschmerzen mit Fieber und Nackensteifigkeit bestehen,

sollte man sofort einen Arzt aufsuchen oder rufen oder sich in ein Krankenhaus begeben.

Prinzipiell gilt: Wenn Kopfschmerzen *anders als sonst sind*, besser ärztliche Hilfe (lieber einmal mehr als zu wenig) in Anspruch zu nehmen.

Dies gilt auch, wenn man vorher keine Kopfschmerzen kannte, es sich also um die erste Kopfschmerzattacke, insbesondere in höherem Lebensalter, handelt. Auch bei neu aufgetretenen, länger anhaltenden Kopfschmerzen, die sich nicht gut behandeln lassen, oder begleitenden allgemeinen Zeichen einer Erkrankung (Muskelschmerzen, Krankheitsgefühl, Gewichtsabnahme u. ä.) ist eine ärztliche Beurteilung unbedingt zu empfehlen.

● ● ● ● ● ● ● ● ● ● ● ● ● ● ● ● ● ● ● ● ● ● ● ● ● ● ● ● ● ● ● ● ● ● ● ● ● ● ● ● ● ● ● ● ● ● ● ● ●

**Schmerz als eigenständige Krankheit**
Bei chronischen Schmerzen, bei denen schmerzverstärkende Systeme auf allen Ebenen aktiv sein können, wird jedoch der Schmerz zur Krankheit selbst: Die viel leichter auszulösenden und anhaltenden Schmerzen werden zur chronischen Schmerzkrankheit.

## Wie entsteht Migräne?

Bevor die Mechanismen einer Migräneattacke detailliert dargestellt werden, werfen wir zum besseren Verständnis einen Blick auf den Ablauf einer typischen Attacke.

**Ablauf einer Migräneattacke aus Patientensicht**

*Vorboten*
In den Stunden oder ein bis zwei Tagen vor der Attacke können sich Vorboten wie Nackenverspannungen, Konzentrationsstörungen, Stimmungsschwankungen, Müdigkeit, Heißhungerattacken und ähnliches zeigen.

Bei einigen Migränepatienten kommt es bei manchen Attacken zu einer sogenannten Aura: neurologischen Reiz- und Ausfallsymptomen, die sich typischerweise innerhalb von 5 bis 20 Minuten entwickeln, oft eine wandernde Ausbreitung haben und sich innerhalb von 60 Minuten wieder vollständig zurückbilden. Am häufigsten sind Sehstörungen (Flimmersehen, helle Zacken, Blitze, ein Schleiersehen oder Ausfall in einer Hälfte des Gesichtsfeldes). Es treten aber auch Kribbelgefühle und Taubheit auf, häufig von den Fingern den Arm hinauf zum Gesicht wandernd, Sprachstörungen (z. B. Wortfindungsstörungen), sehr selten eine Schwäche oder andere Symptome. Bei fast 80 Prozent der Patienten folgt nach einer kurzen Pause die Kopfschmerzphase. Bei manchen beginnen die Kopfschmerzen bereits während der Aura. Selten gibt es isolierte Auren ohne Kopfschmerzen.

**Kopfschmerzphase und Wiederkehrkopfschmerz**
Die Kopfschmerzphase mit den typischen Begleiterscheinungen (Übelkeit, Erbrechen, Lärm- und Lichtempfindlichkeit, Verstärkung der Schmerzen bei körperlicher Aktivität, Ruhebedürfnis) dauert zwischen 4 bis 72 Stunden, bei der menstruell assoziierten Migräne eher länger, bei Kindern eher kürzer. Bei körperlicher Aktivität verschlechtern sich die Kopfschmerzen, werden teils pulsierend. Wenn sich Kopfschmerzen auf eine Behandlung hin zunächst gut bessern oder sogar verschwinden, sich jedoch nach ein paar Stunden wieder einstellen, spricht man von einem Wiederkehrkopfschmerz, der noch zu derselben Attacke gehört.

**Abklingphase**
Nach den Kopfschmerzen fühlen sich viele Patienten noch über Stunden oder Tage abgeschlagen und nicht leistungsfähig.

## Stand der Migräneforschung

In der Migräneforschung der letzten Jahrzehnte wurde eine Vielzahl von Beobachtungen zusammengetragen. Damit zeigt sich inzwischen ein gutes Gesamtbild für die vielen Auffälligkeiten bei Migränepatienten, jedoch ist der genaue Ablauf einer Migräne längst noch nicht in allen Aspekten verstanden. In jüngster Zeit wird, wie schon anfangs erwähnt, die Migräne zusehends als eine Erkrankung der Sinnesverarbeitung verstanden.[29]

## Stand der Migräneforschung

**Grundlagen und Anatomie**

Als gesichert gelten folgende wichtige Beobachtungen:

Die Veranlagung zur Migräne ist erblich, wird jedoch nicht nur durch *ein* Gen vererbt: 2016 wurden in einer großen Studie 38 Genorte lokalisiert, die mit Migräne assoziiert sind.[30]

Migränepatienten haben eine gestörte Reizverarbeitung bei einer Übererregbarkeit der Hirnrinde. Dies kann nur außerhalb einer Attacke nachgewiesen werden.

- - - - - - - - - - - - - - - - - - - - - - - - - - - - - - - - - - - - -

Bei Migränepatienten ist seit vielen Jahrzehnten und robust zwischen den Attacken eine gestörte Reizverarbeitung im Sinne einer fehlenden Gewöhnung an wiederholte Reize nachgewiesen.[31] Statt einer Abflachung der Kurven zeigt sich bei Migränepatienten zwischen Attacken sogar eine Erhöhung der Antwortkurven auf wiederholte Reize. Dieser Befund spricht für eine Störung der Reizverarbeitung im Bereich der Hirnrinde.

In eine Alltagssituation übersetzt: Migränepatienten gewöhnen sich nicht an ein länger klingelndes Telefon und blenden das Klingeln mit der Zeit aus, sondern das Klingeln beansprucht mit der Zeit mehr Aufmerksamkeit. Das ist nicht zu spüren, doch zeigt die Reiz*verarbeitung* bei Migränepatienten gerade nicht den bekannten Gewöhnungseffekt.

Ein klinisches Symptom einer Wahrnehmungsstörung *während der Attacke*, das Patienten bewusst mitbekommen und Ärzte erfragen können, ist die Licht- und Lärmempfindlichkeit während der Attacke: das Licht ist nicht heller und die Mitmenschen nicht prinzipiell lauter, aber als Migränepatient nimmt man diese Reize während einer Attacke intensiver wahr. Die Ursache dieser Wahrnehmungsstörung ist noch nicht sicher geklärt.

- - - - - - - - - - - - - - - - - - - - - - - - - - - - - - - - - - - - -

## Kopfschmerzen aus medizinischer Sicht

Während einer Migräneattacke wird das sogenannte trigeminovaskuläre System aktiviert und CGRP (Calcitonin-gene related peptide), ein Neuropeptid, das gefäßerweiternd wirkt, freigesetzt. Das trigeminovaskuläre System ist eine Funktionseinheit aus:
- dem fünften Hirnnerv, dem *Nervus trigeminus* (»Drillingsnerv«),
- den von ihm versorgten Gefäßen des Gehirns und der Hirnhäute und
- dem dazugehörenden Kern des *Nervus trigeminus* im Hirnstamm.

........................................

Bei bildgebenden Untersuchungen während der Migräneattacken konnte eine andauernde Aktivierung eines Zentrums im Hirnstamm nachgewiesen werden. Diese Aktivierung hielt auch dann noch an, wenn die Patienten die Kopfschmerzen erfolgreich behandelt hatten und schmerzfrei waren. Dieser Befund spricht für eine Störung im Bereich des Hirnstamms im Sinne eines Migränegenerators[32] und für eine trigeminovaskuläre Aktivierung.[33] Dieser Befund würde einen Wiederkehrkopfschmerz erklären: Die Schmerzen werden nur so lange unterdrückt, wie das Medikament wirkt; sobald die Wirkung nachlässt, kommen die Schmerzen bei weiter anhaltender Attacke wieder.

........................................

**Dazu muss man wissen:**
- Die Hirnhäute und die Gefäße vermitteln den Kopfschmerz, das Gehirn ist schmerzunempfindlich: Der *Nervus trigeminus* mit seinen drei Ästen innerviert sensibel das Gesicht samt Kiefer und eben auch Gefäße des Gehirns und die Hirnhäute. Diese Strukturen, die Gefäße und Hirnhäute, nicht das Gehirn selbst, vermitteln den Kopfschmerz. Das Gehirn selbst ist schmerzunempfindlich, was immer wieder bei Gehirnoperationen am wachen Patienten, z. B. bei Implantation eines tiefen Hirnstimulators beeindruckend zu beobachten ist.
- Sensible Zuflüsse zum Kern des *Nervus trigeminus* kommen auch von der Kopfhaut und dem Nacken sowie dem Hinterkopf.

Stand der Migräneforschung

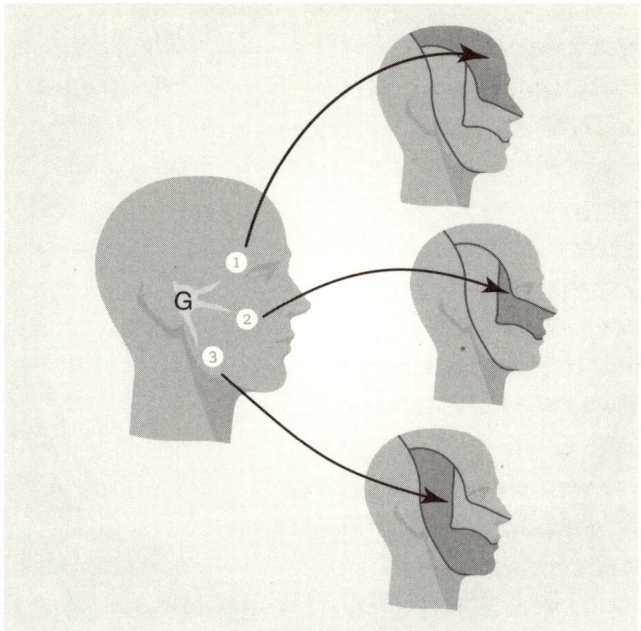

**Abbildung 7: Die Innervationsgebiete des *Nervus trigeminus***

Der *Nervus trigeminus*, der fünfte von zwölf Hirnnerven teilt sich ab dem Ganglion (Nervenknoten, G, vgl. auch Abbildung 8) in drei Äste auf:

Der erste Ast (*Nervus ophtalmicus* oder V1) innerviert hauptsächlich die Stirn, Augen und den Scheitel und damit auch die Hirnhäute und Hirngefäße und vermittelt Kopfschmerzen.

Der zweite Ast (*Nervus maxillaris* oder V2) versorgt den Oberkiefer samt den Zähnen und die entsprechenden Schleimhäute in Mund und Nase.

Der dritte Ast (*Nervus mandibularis* oder V3) versorgt den Unterkiefer samt den Zähnen und entsprechenden Schleimhäuten im Mund. Dieser Teil hat auch motorische Fasern für die Kaumuskulatur.

- Kontrolle der sensiblen Wahrnehmung über übergeordnete Zentren: Die sensiblen Zuflüsse, also auch der Schmerz, unterliegen der Kontrolle sowohl von schmerzverstärkenden als auch schmerzdämpfen Systemen, die im Thalamus (dem sogenannten Tor zum Bewusstsein) und Hypothalamus im Zwischenhirn, der Hirnrinde samt limbischem System, und in schmerzverarbeitenden Strukturen im Hirnstamm und Zwischenhirn liegen.
- Auch die Durchblutung wird vom *Nervus trigeminus* beeinflusst, der über die Freisetzung des Neuropeptides CGRP oder über vegetative Kerne und Fasern auch die Weite der Blutgefäße reguliert.
- Letztere vegetative Nerven steuern beispielsweise die Nasenschleimhäute oder die Tränendrüse an.

Aufgrund der Vernetzung des Systems sind auch verschiedene Begleiterscheinungen von Migräneattacken erklärbar, etwa dass viele Patienten entweder als Ankündigung eine Verspannung im Nacken verspüren oder die Migräneschmerzen sich hauptsächlich im Nacken manifestieren. Oder dass manche Patienten bei sich eine verstopfte Nase bei geschwollener Nasenschleimhaut beobachten, oft auf der Kopfschmerzseite. Manche kennen ein einseitiges Augentränen, manche Zahnschmerzen – und wissen schon, dass sie nicht zum Zahnarzt müssen. Manche Patienten haben in der Attacke eine Überempfindlichkeit der Kopf- und Gesichtshaut und können sich nicht die Haare kämmen oder den Kopf auf der schmerzenden Seite auf das Kissen legen, da schon diese Berührung schmerzt. Sensibilisierte Gefäße lassen den Schmerz pulsierend mit dem Herzschlag erscheinen, vor allem bei Anstrengung.

Bei der Migräneaura sind bei Patienten, die während einer Aura mittels funktioneller Bildgebung untersucht worden, eine vom Hinterkopf (dort ist die Sehrinde lokalisiert) nach vorne über die Hirnrinde wandernde Minderdurchblutung nach einer kurzzeitig gesteigerten Durchblutung festgestellt worden. Die Wanderungsgeschwindigkeit der Minderdurchblutung entspricht der Geschwindigkeit der Ausbreitung der Symptome zum Beispiel

## Stand der Migräneforschung

im Gesichtsfeld. Wahrscheinlich liegt der Durchblutungsstörung eine Erregungswelle, die über die Hirnrinde zieht, zugrunde.

Außerdem gibt es bei Migräne Auffälligkeiten von Ionenkänalen, die für die Erregungsleitung der Nervenzellen wichtig sind, des Gefäßsystems, des Energiestoffwechsels. Eine besondere Art einer erblichen Migräne, die familiäre hemiplegische Migräne, bei der Patienten als Aura eine teils tagelang anhaltende Halbseitenlähmung entwickeln können, ist bei der Hälfte der Patienten auf eine einzelne Mutation eines Ionenkanals zurückzuführen. Der Nachweis einer neurogenen, das heißt vom Nervensystem ausgelösten Entzündung der Gefäße im Gehirn ist beim Menschen noch nicht erfolgt, erklärt als Hypothese aber einige Phänomene einer Attacke sehr gut.

### *Gleiche Endstrecke*

Bei der Vielzahl der Genorte und der einzelnen Befunde und auch aufgrund der Tatsache, dass nicht alle Patienten auf die gleichen Medikamente gut ansprechen, kann man davon ausgehen, dass bei jedem Patienten individuell unterschiedlich kombinierte Ursachen vorliegen. Welche Veränderung auch immer die Veranlagung zur Entwicklung von Migräneattacken jeweils verursacht, so ist die Endstrecke mit den typischen halbseitigen Kopfschmerzen mit Begleiterscheinungen wahrscheinlich gleich oder sehr ähnlich.

Ungeklärt ist: Was genau löst eine Attacke aus? Und was beendet sie? Bezüglich der Abläufe zu Beginn einer Migräneattacke gibt es grob zwei unterschiedliche Thesen:

- Die eine Auffassung sieht im Auftreten einer Erregungswelle im Bereich der Hirnrinde den ursprünglichen Reiz, der die Rezeptoren am *Nervus trigeminus* im Bereich der Hirngefäße reizt und eine Migräneattacke auslöst. Hier lautet die große Frage: Wie entsteht dann die Attacke bei Patienten ohne Aura? Besteht bei diesen eine asymptomatische Erregungswelle? Und was löst die Erregungswelle aus?

- Die andere Hypothese geht von einer Imbalance (Ungleichgewicht) der regulierenden Systeme des Hirnstamms, des Zwischenhirns und der Hirnrinde aus, die die Aktivität des Trigeminuskerns und anderer Zentren reguliert und damit eine Attacke auslöst.

Beide Hypothesen schließen die jeweils andere nicht aus, sie lokalisieren den Ursprung der Migräneattacken aber an unterschiedlichen Orten. Die einen betrachten die Erregungswelle der Hirnrinde als Ursprung der Attacke; die anderen gehen von einem funktionellen Ungleichgewicht der schmerzregulierenden Zentren im Hirnstamm, dem Zwischenhirn und der Hirnrinde als Ursprung einer Attacke aus.

## Wie läuft eine Migräneattacke (wahrscheinlich) ab?

Weiter oben haben wir den Ablauf einer Migräneattacke aus Patientensicht betrachtet. Nun wollen wir den Fokus auf die neurologischen Aspekte richten, insbesondere auf das Ungleichgewicht der verschiedenen funktionellen Systeme.

**Vorbotenphase**
Bei Migränepatienten baut sich aus verschiedenen Gründen eine Imbalance (Ungleichgewicht) der Systeme auf: Die außerhalb der Attacke veränderte Reizverarbeitung in der Hirnrinde normalisiert sich. Symptome wie Verspannungen im Nacken, Konzentrationsstörungen, Stimmungsschwankungen, Müdigkeit, Reizbarkeit treten auf, wahrscheinlich als Anzeichen einer veränderten Aktivität von Zentren im Hirnstamm, Zwischenhirn (Hypothalamus) und der Hirnrinde, die Systeme zur Steuerung von Wachheit, Tag-Nacht-Rhythmus, Emotionalität und Konzentration oder auch der Schmerzwahrnehmung im Nacken regulieren. Eine Aktivierung des Hypothalamus am Tag vor einer Attacke konnte bei der täglichen Untersuchung

## Wie läuft eine Migräneattacke (wahrscheinlich) ab?

einer Migränepatientin mittels funktioneller Bildgebung über 30 Tage beobachtet werden, ebenso wie eine veränderte gegenseitige Rückkopplung von Hypothalamus und Hirnstammzentren.[34]

**Aura bei einem Teil der Patienten**
Der Auraphase mit beispielsweise einem flimmernden Fleck mit hellem Saum und Zacken links im Gesichtsfeld, der sich langsam vergrößert und nach außen wandert, entspricht einer über die Hirnrinde vom Hinterkopf nach vorne wandernden Minderdurchblutung, deren Wanderungsgeschwindigkeit der Geschwindigkeit der Ausbreitung der Symptome (z. B. der Wanderung im Gesichtsfeld) entspricht. Der Minderdurchblutung geht eine kurzzeitige Mehrdurchblutung voran, als deren gemeinsame Ursache eine über die Hirnrinde wandernde Erregungswelle angenommen wird. Die Minderdurchblutung während der Aura hält sich nicht an die Versorgungsgebiete der Hirngefäße.[35]

**Kopfschmerzphase**
In der Kopfschmerzphase besteht eine Aktivierung von Zentren in Hirnstamm und Hypothalamus (in dem das vegetative Nervensystem mitreguliert wird). Es wird angenommen, dass durch eine Sensibilisierung des Trigeminuskerns durch übergeordnete Zentren der normale ständige sensible Zufluss (z. B. das Fühlen des Gesichts usw.) jetzt als schmerzhaft wahrgenommen wird. Dies manifestiert sich als Kopfschmerzen, teils pulsierend, da auch die Gefäßnerven sensibilisiert sein können. Bewegung verstärkt die Schmerzen noch, denn dabei steigt der Blutdruck und damit die Belastung der Gefäße. Bei vielen Patienten besteht eine Überempfindlichkeit der Kopf- und Gesichtshaut, sodass schon eine normale Berührung wie das Kämmen schmerzhaft empfunden wird.

Die Sensibilisierung ist ein Zusammenspiel von schmerzdämpfenden Systemen, deren Aktivität reduziert wird, und schmerzverstärkenden Systemen, deren Aktivität erhöht wird. Auch andere übergeordnete Systeme wer-

## Kopfschmerzen aus medizinischer Sicht

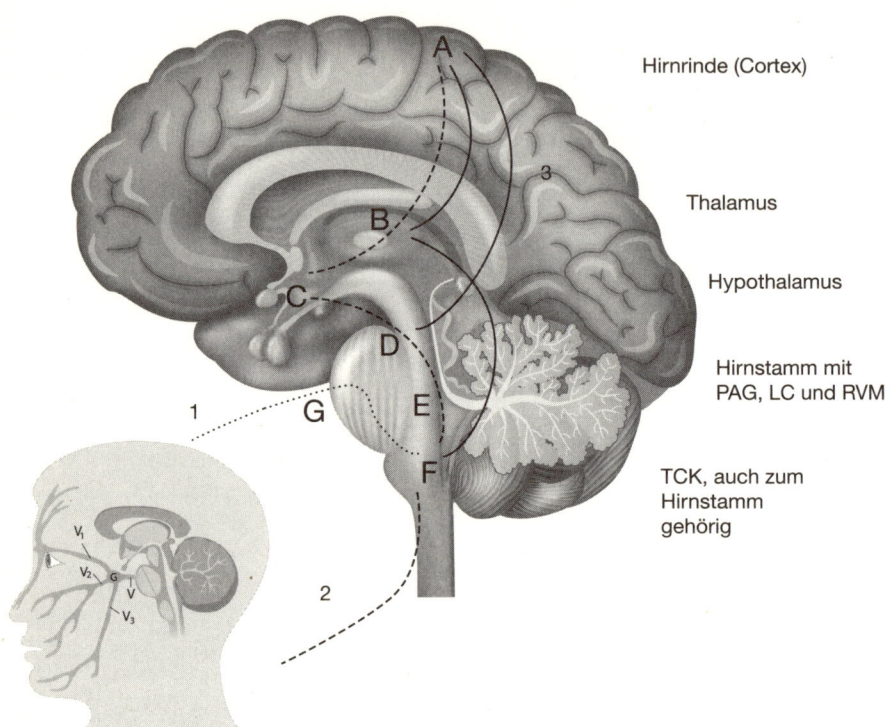

**Abbildung 8: Zentren und Bahnen, die bei der Migräneentstehung beteiligt sind**

Die Abbildung zeigt schematisch die Lage und die Verbindungen zwischen den verschiedenen Zentren, die nach der Theorie eines Hirnstammgenerators (nach Akerman 2011) hauptsächlich bei der Entstehung einer Migräneattacke beteiligt sind. Durch verschiedene Rückkoppelungs-Systeme kann sich bei Aktivierung eines oder mehrerer Zentren eine Migräneattacke entwickeln.

**Zentren:**

**A:** Somatosensorischer Bereich der Hirnrinde; die Hirnrinde allgemein wird auch Cortex genannt. Der sogenannte somatosensorische Cortex ist für das Fühlen zuständig. Das Sehzentrum in der Hirnrinde liegt aber beispielsweise im Hinterhauptslappen (nicht eingezeichnet).

## Wie läuft eine Migräneattacke (wahrscheinlich) ab?

**B: Thalamus.** Über den Thalamus werden alle Sinneszuflüsse (also auch Sehen, Hören usw.) zur Hirnrinde weitergeleitet, er spielt auch bei der Schmerzwahrnehmung eine große Rolle.

**C: Hypothalamus.** Der Hypothalamus reguliert vegetative Funktionen wie den Wach-Schlaf-Rhythmus, Müdigkeit, Hunger, Durst u. ä.

Der Hirnstamm ist die Vorwölbung, die bis zum Beginn des Rückenmarks reicht, und umfasst die Areale D bis F. Der Hirnstamm kontrolliert und reguliert lebenswichtige Funktionen wie Atmung, Kreislauf, Wachen und Schlafen, enthält die Hirnnervenkerne von zehn Hirnnerven. Auch Reflexe wie Schlucken, Brechen oder Husten werden hier kontrolliert.

**D:** Das periaquäduktale Grau (PAG) und der Locus coeuruleus (LC) sind für die Schmerzverarbeitung wichtig.

**E:** Die rostrale ventromediale Medulla (RVM) ist ein weiteres für die Schmerzverarbeitung wichtiges Zentrum.

**F:** Der trigeminozervikale Komplex (TCK) liegt ebenfalls im Hirnstamm. Er erhält die sensiblen Zuflüsse aus dem Versorgungsgebiet des Nervus trigeminus und vom Nacken und reguliert über vegetative Kerne auch die Hirngefäße.

Sensibler Zufluss (Fühlen und Schmerzen) kommt bei Kopfschmerzen von den Hirnhäuten und Hirngefäßen (Bahn 1) über den ersten Ast des Nervus trigeminus und das Ganglion trigeminale (G, vgl. auch Abbildung 7) durch den Hirnstamm zum trigeminozervikalen Komplex (F), der auch sensible Zuflüsse vom Nacken und Hinterkopf erhält (Bahn 2).

Vom trigeminozervikalen Komplex (F) aus geben Nervenfasern die Information direkt zum Thalamus (B) und von dort zu einem Bereich der Hirnrinde (A), der sensible Informationen verarbeitet (somatosensorischer Cortex) weiter.

Auch den umgekehrten Weg werden Informationen ausgetauscht. Ein Teil der Bahnen vom TCK verläuft über schmerzbeeinflussende Strukturen im Hirnstamm (D) weiter zum Hypothalamus (C), der über den Thalamus (B, das sogenannte Tor zum Bewusstsein) ebenfalls zur Hirnrinde weiterleitet. Auch hier sind die Bahnen oft bidirektional, also auch in die Gegenrichtung verlaufend. Das heißt, dass die Hirnrinde nicht nur Informationen über den Thalamus bekommt, sondern den Thalamus und Hypothalamus auch beeinflusst. Thalamus und Hypothalamus beeinflussen wiederum Schmerzzentren im Hirnstamm und den TCK und vice versa.

**Die Hirnrinde kontrolliert auch direkt Schmerzzentren im Hirnstamm (LC) (Bahn 3) und trägt mit dem limbischen System (nicht eingezeichnet) zur emotionalen Bewertung von Schmerzen bei. Über vegetative Kerne im Hirnstamm werden auch die Hirngefäße reguliert (nicht eingezeichnet).**

**Bahnen sind teils mit Ziffern gekennzeichnet, in Anlehnung an Akerman 2011.**

**Sehr gute Informationen über den Aufbau des Gehirns und seine Funktionen zusammen mit einem 3D-Modell finden Sie unter: https://www.dasgehirn.info. Die Website ist ein Projekt der Gemeinnützigen Hertie-Stiftung und der Neurowissenschaftlichen Gesellschaft e.V. in Zusammenarbeit mit dem Zentrum für Kunst und Medientechnologie (ZKM) in Karlsruhe.**

• • • • • • • • • • • • • • • • • • • • • • • • • • • • • • • • • • • • • • • • • • • • •

den beeinflusst, z. B. schmerzverarbeitende Bereiche der Hirnrinde, die Reizverarbeitung im Thalamus als Tor zum Bewusstsein, das limbische System bei der Steuerung der emotionalen Bewertung der Schmerzen und bei der Grundstimmung.

Die Licht- und Lärmempfindlichkeit kann ebenfalls so verstanden werden, dass die Empfindlichkeit der Seh- und Hör- oder auch Geruchswahrnehmung verstellt wird: normale Helligkeit wird bereits als unangenehm blendend und hell, normale Lautstärke als Lärm empfunden, ein normaler neutraler Geruch, z. B. von Essen, als intensiv, störend und unangenehm.

Ähnlich kann eine Aktivierung anderer Zentren in Hirnstamm zu Übelkeit und Erbrechen führen.

## Abklingphase

Es ist ungeklärt, wie eine Migräneattacke auch ohne Medikamente wieder endet. Bis jedoch wieder ein normales Funktionieren und Gleichgewicht aller Zentren und Systeme erreicht wird, also der Schmerz aufhört und Reize wieder in ihrer gewohnten Stärke wahrgenommen werden, können auch nach Abklingen der Schmerzen noch Stunden oder Tage vergehen.

Wie läuft eine Migräneattacke (wahrscheinlich) ab?

## Hypothese zur Regulation der Wahrnehmungsempfindlichkeit: Licht-, Lärmempfindlichkeit und Schmerzentstehung

In Anlehnung an das Modell eines Migränegenerators im Zwischenhirn und Hirnstamm kann man sich eine veränderte Reizwahrnehmung in der Migräneattacke so vorstellen (ob es im Einzelnen tatsächlich so abläuft, weiß man nicht): In den Stunden oder Tagen vor einer Attacke zeigt sich eine Aktivierung des Hypothalamus, des Zentrums, das Schlafen-Wachen, Müdigkeit, Hunger, Durst reguliert. Die bei Migränepatienten sonst gestörte Reizverarbeitung normalisiert sich in dieser Zeit.

Durch die Änderung der Reizverarbeitung und durch eine dadurch geänderte Rückkopplung der Systeme (Thalamus, Hypothalamus, Hirnstamm und Hirnrinde) werden Reize anders wahrgenommen: Die normale Grundaktivität im trigeminocervikalen Komplex (also das ganz normale Fühlen, z. B. wie die Zunge im Mund liegt, was man normalerweise natürlich nicht bemerkt) wird schon als erhöhte Aktivität eingeordnet und dann als Schmerz wahrgenommen: der Kopfschmerz entsteht ebenso wie eine Licht- und Lärmempfindlichkeit.

Diese verstellte Empfindlichkeit der Wahrnehmung könnte u. a. durch On- und Off-Zellen in einem auch für die Schmerzverarbeitung wichtigen Zentrum, der rostralen ventromedialen Medulla, RVM, vermittelt werden.

Die Off-Zellen sind hauptsächlich im Schlaf aktiv. Die im Schlaf aktiven Off-Zellen verhindern wahrscheinlich das Erwachen durch normale, nicht-schädliche Reize, also z. B. eine Berührung durch die Bettdecke beim Umdrehen im Schlaf, deren Wahrnehmung dann reduziert bzw. unterdrückt wird.

Die hauptsächlich im Wachzustand aktiven On-Zellen hingegen erleichtern die Schmerzwahrnehmung, aber wahrscheinlich auch die Empfindlichkeit für andere Sinneseindrücke, sodass man sich vorstellen kann, dass in der Migräneattacke ein Ungleichgewicht der On- und Off-Zellen unter anderem mit dafür verantwortlich ist, dass schon eine normale Helligkeit wie Tageslicht als unangenehm hell und eine normale Geräuschkulisse als Lärm empfunden wird.

(In Anlehnung an Akerman 2011[36])

**Migräne mit Aura und Schlaganfall**

Ein interessantes Phänomen bei der Migräne ist die Aura. Wie schon erwähnt erlebt nur ein kleiner Teil der Patienten mit Migräne eine Aura. Als Aura werden neurologische Reiz- oder Ausfallsphänomene meist vor, teils während der Kopfschmerzphase, selten auch isoliert ohne Kopfschmerzen bezeichnet, die sich – das ist wichtig – wieder vollständig zurückbilden.

Aurasymptome sind im Gegensatz zu Ausfallserscheinungen wie sie beispielsweise bei einem Schlaganfall auftreten, meist mit Reizsymptomen verbunden. Sie entwickeln sich allmählich, nicht plötzlich, wie beim Schlaganfall, und die einzelnen Symptome laufen meist in einem individuellen, festgelegten Schema ab, sodass die Patienten sie meist gut kennen.

Es kommt auch zu Schlaganfällen während einer Migräneattacke. Das Schlaganfallrisiko ist bei Patienten mit Migräne mit Aura sehr leicht, aber nachweisbar erhöht.[37] Das Risiko steigt u. a. mit der Häufigkeit der Attacken.

Deswegen empfiehlt man Migränepatienten mit Aura bei Vorliegen mehrerer Risikofaktoren für Schlaganfälle auch die vermeidbaren möglichst zu reduzieren. Bei einem gleichzeitigen Vorliegen eines Diabetes oder Bluthochdrucks beispielsweise bedeutet das, unbedingt mit dem Rauchen aufzuhören und sowohl den Diabetes als auch den Bluthochdruck – der selbst Kopfschmerzen hervorrufen kann – möglichst optimal zu behandeln.

Die am weitesten verbreitete Aura ist die visuelle Aura. Viele Patienten beschreiben ein Flimmersehen oder helle Zacken oder Blitze, die typischerweise im Gesichtsfeld langsam nach außen wandern und auch bei geschlossenen Augen zu sehen sind. Das Sehen ist meist deutlich beeinträchtigt, sodass etwa Arbeiten am Bildschirm extrem erschwert bis unmöglich sind. Eine typische Aura dauert Minuten bis zu einer halben oder ganzen Stunde, länger als eine Stunde ist ungewöhnlich und beim ersten Auftreten auch verdächtig. Typischerweise folgen nach einer kurzen Pause dann die Kopfschmerzen.

## Wie läuft eine Migräneattacke (wahrscheinlich) ab?

Neben der visuellen Aura gibt es auch eine sensorische Aura, also sich mit einer Taubheit oder Kribbeln auf einer Körperseite manifestierende, eine aphasische, also zu einer Sprachstörung mit Wort- oder Silbenverwechslungen oder fehlender Sprachproduktion führende, teils auch das Sprachverständnis betreffende und sehr selten auch eine motorische Aura, also sich als Schwäche oder Lähmung manifestierende Störung.

**Im Zweifelsfall, das heißt wenn die Aura**

- anders abläuft als üblich,
- die Symptome plötzlich und zeitgleich ohne Abfolge auftreten,
- die Aura deutlich länger dauert als üblich,

sollte lieber einmal mehr als einmal zu wenig eine Notaufnahme/ein Arzt aufgesucht werden.

Plötzlich auftretende, sich nur als Ausfallserscheinung ohne Reizsymptome (z. B. plötzliche Taubheit ohne Kribbeln, Gesichtsfeldausfall ohne Flimmersehen) und ohne Abfolge präsentierende Symptome können immer auf einen Schlaganfall hinweisen und sind als medizinischer Notfall zu behandeln.

**Chronische Migräne**

Im Fall der chronischen Migräne geht man davon aus, dass häufige Attacken zu einer Erniedrigung der Schwelle für eine erneute Migräne im Sinne einer Sensibilisierung führen. Diese Sensibilisierung findet nicht nur im Bereich des *Nervus trigeminus*, sondern auch in den zentralen schmerzbeeinflussenden Zentren statt, die dann die erneute Entstehung von Attacken weiter begünstigt. Eine genauere Beschreibung möglicher Abläufe finden Sie bei den Ausführungen zum Medikamentenübergebrauchskopfschmerz. Als Risikofaktoren für eine Chronifizierung der Migräne gelten der Medikamentenübergebrauch, nicht wirksame Akutbehandlung, Übergewicht, Depression, belastende Lebensereignisse, weibliches Geschlecht.[38]

## Auslöser

Den meisten Migränepatienten sind Kopfschmerzattacken vertraut, und selbst bei Dauerkopfschmerzen sind Attacken von den üblichen Kopfschmerzen meist deutlich zu unterscheiden.

Was löst Attacken aus? Etwa 80 Prozent aller Patienten berichten, dass Stress Attacken auslösen kann. Manche Patienten erleben auch Attacken in der Phase, wenn der Stress abklingt. Ebenfalls ganz oben bei den Auslösern stehen bei vielen Migränepatientinnen die »Tage«. Als ursächlich wird der Östrogenabfall kurz vor der Menstruation angenommen. Alkohol ist bei vielen Patienten eine Quelle von Kopfschmerzen, und zwar schon in geringen Mengen. Daneben wirken sich zu wenig Flüssigkeitszufuhr, geänderter Schlaf-Wach-Rhythmus, z. B. Ausschlafen am Wochenende oder Schichtarbeit, negativ aus. Sehr häufig, aber leider nicht beinflussbar, wird das Wetter bzw. ein Wetterumschwung als Auslöser von Attacken genannt.

Manche dieser Auslöser sind relativ leicht zu meiden, manche nicht, bei manchen können Änderungen im Lebensstil helfen, z. B. auf einen geregelten Tagesrhythmus zu achten, auf Alkohol zu verzichten, ausreichend zu trinken oder die Pille nach Maßgaben der Frauenärztin durchzunehmen, d. h. nicht die vorgesehene einwöchige Tablettenpause nach 21 Tagen einzuhalten, die zu einer Abbruchblutung führt.

Nahrungsmittel (mit Ausnahme von Alkohol) haben sich in Untersuchungen meist nicht als Auslöser für Migräneattacken nachweisen lassen, komplizierte Diäten sind deshalb in der Regel nicht von Erfolg gekrönt. Bei Heißhunger auf Schokolade und einer sich anschließenden Migräneattacke ist der Heißhunger eher der Vorbote als der Auslöser einer sich bereits ankündigenden Attacke.

## Wie entstehen Spannungskopfschmerzen?

Über die Entstehung von Spannungskopfschmerzen ist im Vergleich zur Entstehung von Migräne weit weniger bekannt, und das obwohl episodische Spannungskopfschmerzen sehr weit verbreitet sind. Nur für chronische Spannungskopfschmerzen liegen mehr Untersuchungen vor. Sie zeigen eine zentrale Sensibilisierung, also eine Überempfindlichkeit von Schmerzsystemen im Gehirn und im Rückenmark, sowie bildgebend teils strukturelle Unterschiede der schmerzverarbeitenden Strukturen im Gehirn im Vergleich zu gesunden Kontrollen oder Patienten mit Medikamentenübergebrauchskopfschmerz.[39]

Aktuell geht man beim episodischen Spannungskopfschmerz eher von einer Sensibilisierung von (druck-)schmerzempfindlichen Strukturen im Bereich der Kopf- und Nackenmuskulatur aus, die dann über zentrale Mechanismen zu Kopfschmerzen führen kann. Die Sensibilisierung im Muskel zeigt sich vor allem bei sogenannten muskulären Triggerpunkten, die sich bei der Untersuchung als punktuell schmerzempfindliche Muskelverhärtungen erweisen. Da die Schmerzinformationen aus Schulter- und Nackenmuskulatur ebenfalls im Trigeminuskern im Hirnstamm zusammenfließen, der auch für Kopfschmerzen verantwortlich ist, könnte sich ein Teil der Kopfschmerzen so bzw. als eine Art übertragener Schmerz erklären lassen.

Da sich chronische Spannungskopfschmerzen typischerweise aus häufigen episodischen Spannungskopfschmerzen entwickeln, ist ähnlich wie bei der Entwicklung einer chronischen Schmerzkrankheit vorstellbar, dass ein erhöhter und häufiger Zufluss an Schmerzinformationen zu einer zentralen Sensibilisierung beitragen kann – und damit zu chronischen Spannungskopfschmerzen.[40]

## Wie entsteht der Medikamentenübergebrauchskopfschmerz?

Ein häufiger chronischer, nicht primärer Kopfschmerz ist der bereits erwähnte Medikamentenübergebrauchskopfschmerz (MOH, Medication Overuse Headache). Wie der Name andeutet, kann er auftreten, wenn man zu häufig Schmerzmittel nimmt, und zwar bei Migräne, Spannungskopfschmerzen, selten Clusterkopfschmerzen, aber auch bei der regelmäßigen Einnahme von Schmerzmitteln aus anderen Gründen. In diesem Fall scheinen vorher schon eine Migräne oder Spannungskopfschmerzen bestanden zu haben.

Schmerzen aufgrund der Einnahme von Schmerzmitteln, das klingt natürlich paradox. Wie der MOH entsteht, ist nicht ganz geklärt, dass es ihn gibt, daran besteht angesichts der vielen Patienten, die unter ihm leiden, kein Zweifel. Meist bemerken die Patienten bereits vorher, dass ihre Kopfschmerzmittel nicht mehr ganz so gut wirken wie gewohnt.

**Sensiblisierung von Nervenzellen**
Wie bei anderen chronischen Kopfschmerzen, sei es bei der chronischen Migräne oder dem chronischen Spannungskopfschmerz, geht man beim Medikamentenübergebrauchskopfschmerz von einer Sensibilisierung von Nervenzellen des *Nervus trigeminus* und einer zentralen Sensibilisierung der Schmerzsysteme aus. Das bedeutet einerseits, dass schmerzkontrollierende Systeme im Gehirn oder im Rückenmark der Halswirbelsäule in ihrer Aktivität eingeschränkt sind und Schmerzen deshalb leichter, intensiver und länger gespürt werden können. Zum anderen sind schmerzerleichternde Systeme stärker aktiv, was den gleichen Effekt bewirkt.

Diese Sensibilisierung lässt sich auf der zellulären Ebene durch den vergleichenden Nachweis verschiedener Stoffe, z. B. des bei der Migräne eine große Rolle spielenden Neuropeptids CGRP, in Zellen untersuchen. Es zeigt sich, dass häufige Erregungswellen wie bei der Entstehung der Aura zu einem verstärkten Nachweis von CGRP auf Nervenendigungen des *Nervus*

## Wie entsteht der Medikamentenübergebrauchskopfschmerz?

*trigeminus* und im Kern des *Nervus trigeminus* im Hirnstamm führt. Es ist anzunehmen, dass diese Nervenzellen nun empfindlicher auf einen erneuten Reiz reagieren, also aktiviert sind.

Die einmalige Gabe von Paracetamol oder Sumatriptan reduziert die Menge von CGRP. Werden hingegen über längere Zeit (30 Tage) täglich Schmerzmittel (Paracetamol, Triptane, Opioide) zugeführt, *erhöht* sich die Menge des nachweisbaren Neuropeptids wieder deutlich.[41] Dieser Mechanismus, eine paradoxe Aktivierung von Zellen im Trigeminuskern durch langfristige Gabe eines Schmerzmittels, könnte den Ablauf eines MOH erklären.

### Entzündungsfördernde Botenstoffe?

Zusätzlich werden die Stützzellen im Gehirn, die Mikrogliazellen, die bei der Immunabwehr im Zentralen Nervensystem eine wichtige Rolle spielen, durch die Freisetzung von entzündlichen Botenstoffen der Nervenzellen aktiviert.

Die Mikrogliazellen reagieren in einem aktivierten Zustand auf einen erneuten Reiz deutlich leichter und stärker, sie schütten mehr schmerzerzeugende und entzündungsfördernde Botenstoffe auf den gleichen Reiz hin aus, als sie es ohne Aktivierung getan hätten. Normalerweise beruhigt sich nach einer gewissen Zeit dieser Zustand wieder und die Aktivierung wird beendet. Wenn jedoch ein erneuter Reiz (also eine Attacke bzw. eine erneute Medikamenteneinnahme) noch im Zustand der Aktivierung auf die Zelle einwirkt, stellt sich eine dauerhaft hohe Ausschüttung von Schmerzbotenstoffen ein und es kommt zu einer von entzündlichen Aktivierungsvorgängen auf zellulärer Ebene ausgehenden Sensibilisierung. Neurone für die Schmerzempfindung werden so leichter bzw. ständig gereizt. Auch aus dem Zusammenspiel einer Aktivierung der Mikroglia und der Nervenzellen lässt sich die Entstehung des MOH erklären.

Für eine teils entzündliche Aktivierung spricht die klinische Erfahrung, dass Cortison als entzündungshemmendes Medikament bei der Behandlung des MOH, also beim Entzug von Schmerzmitteln, eine gute Wirkung zeigt. Interessant ist auch, dass bei einer länger als drei Tage anhaltenden Migräneattacke (Status migraenosus) neben Acetylsalicylsäure intravenös auch mit Gabe von Cortison als entzündungshemmendem Medikament gute Erfolge erzielt werden können.

**Psychologische Effekte und Introvision**
Zusätzlich kommt es zu psychologischen Effekten: Die bei Dauergebrauch zwar nachlassende, dennoch spürbare Schmerzlinderung durch Medikamente entwickelt sich zur Gewöhnung; dabei sind Belohnungszentren im Gehirn mitbeteiligt. Denn natürlich ist es angenehm, wenn die Schmerzen nachlassen, und so kann sich der Griff zur Tablette schnell als Gewohnheit einschleichen.

Aus introvisionstheoretischer Sicht kommt es zu der bereits in den vorigen Kapiteln beschriebenen Re-Imperierung: Auf erneute Kopfschmerzen, obwohl die letzte Attacke vielleicht nicht einmal ganz vorbei ist, wird mit Anspannung reagiert, die sich weiterverstärkt: Es kann und darf ja nicht sein, dass man schon wieder Kopfschmerzen hat und schon wieder ausfallen wird! Das steigert natürlich den Stresslevel – und die nächste Attacke nimmt unaufhaltsam ihren Lauf. Also greift man lieber gleich zur Tablettenpackung und der Kreislauf einer zu häufigen Medikamenteneinnahme bei langanhaltenden Kopfschmerzattacken mit Wiederkehrkopfschmerzen oder häufigen Attacken hat begonnen.

Aus der Wiederholung eines »einfachen« Imperativs wie »*Es darf nicht sein, dass ich Kopfschmerzen habe!*« entwickelt sich möglicherweise ein neuer, sogar stärkerer Selbstbefehl: »*Es darf nicht sein, dass ich so häufig/täglich Kopfschmerzen habe!*« oder: »*Die Kopfschmerzen müssen jetzt aufhören!*«

Psychologisch gesehen würde sich eine gewisse Beruhigung einstellen, wenn der oder die Betroffene mit den Kopfschmerzattacken gelassener umgehen könnte – was sich natürlich viel leichter sagen als tun lässt. Genau hier setzt die Introvision an. Aus Sicht der Introvision kann es für chronische

## Wie entsteht der Medikamentenübergebrauchskopfschmerz?

Kopfschmerzpatienten den schwer erträglichen, weil vielleicht das schlimmstmögliche Szenario bezeichnenden Satz geben:

*Es kann sein und ist im Bereich des Möglichen, dass die Kopfschmerzen nicht besser werden oder nicht mehr aufhören.*

Eine Besserung lässt sich erst durch das wiederholte Konstatieren mit weitgestellter Aufmerksamkeit dieser individuell auch anders formulierbaren Aussage erreichen.

**Wie oft darf man Schmerzmittel einnehmen?**
Prinzipiell sollte man bei selbstständiger Einnahme so oft wie erforderlich, jedoch so selten wie möglich Schmerzmittel einnehmen. Denn nicht nur der Medikamentenübergebrauchskopfschmerz ist eine Gefahr bei häufiger Schmerzmitteleinnahme, sondern auch eine Entzündung der Magenschleimhaut bis hin zur Magenblutung oder Beeinträchtigung der Nieren- oder Leberfunktion.

Für den Medikamentenübergebrauchskopfschmerz gilt:
- Sogenannte einfache Schmerzmittel wie Acetylsalicylsäure, Paracetamol oder Ibuprofen darf man an maximal zehn Tagen pro Monat nehmen, ohne Gefahr zu laufen, einen Medikamentenübergebrauchskopfschmerz zu entwickeln.
- Für die seit den 1990er-Jahren erhältlichen neueren Migränemittel, den Triptanen, gilt die Empfehlung, sie möglichst nur sechsmal im Monat, jedoch nicht mehr als an 8 bis 10 Tagen im Monat zu nehmen.

## Kopfschmerzbehandlung aus neurologischer Sicht

In der neurologischen Praxis oder Klinik machen Patienten mit Migräne den Großteil der Kopfschmerzpatienten aus, in einem spezialisierten Zentrum wie der Neurologischen Klinik in Großhadern (München) mit dem Oberbayerischen Kopfschmerzzentrum erhalten sogar ca. die Hälfte der Patienten die Diagnose einer chronischen Migräne.

Spannungskopfschmerzpatienten können sich meist einfacher selbst behandeln und sind weniger beeinträchtigt, sodass sie wahrscheinlich deutlich seltener einen Arzt aufsuchen. Ausnahme sind die Patienten mit chronischen Spannungskopfschmerzen und dadurch deutlich höherem Leidensdruck. Daher liegt auch in diesem Buch der Schwerpunkt auf der Behandlung von Migräneattacken bzw. häufigen/chronischen Migräne- oder Spannungskopfschmerzen.

Allgemein gesprochen gibt es bei der Behandlung von Migräne- oder Spannungskopfschmerzen zwei Hauptansatzpunkte:
- die Behandlung von Attacken und
- die vorbeugende Behandlung,
- die sich jeweils in medikamentöse bzw. nicht-medikamentöse Formen unterscheiden lassen.

### Ein wichtiger Hinweis:

Einige der genannten Präparate sind rezeptpflichtig, also nur über einen behandelnden Arzt zu erhalten. Auch für rezeptfreie Mittel gilt: Jede Leserin, jeder Leser muss die Einnahme eines Medikaments oder die Anwendung eines Produkts oder einer Empfehlung selbst verantworten und eventuelle Kontraindikationen beachten. Die Informationen in diesem Buch sind kein Ersatz für eine individuelle ärztliche Behandlung! Sie sollen Patienten mit häufigen oder chronischen Kopfschmerzen in die Lage versetzen, ihre Behandlung gegebenenfalls in Abstimmung mit ihrem behandelnden Arzt zu verbessern. In der Medizin ergeben sich laufend neue Erkenntnisse, sodass sich Empfehlungen im Laufe der Zeit ändern können.

## Medikamentöse Attackenbehandlung

Für die Attackenbehandlung gelten prinzipiell drei Empfehlungen:

### 1. Frühzeitige Behandlung in der Attacke

Migräneattacken sollten, wenn sie vom Patienten erkannt werden, möglichst frühzeitig behandelt werden. Die Erfahrung zeigt, dass eine frühzeitige Behandlung meist deutlich erfolgreicher und einfacher ist als eine Behandlung in fortgeschrittenerem Stadium. Dies gilt auch für Triptane. Hier stehen Patienten mit häufigen Attacken allerdings vor dem Dilemma, dass sie so oft wie nötig, jedoch möglichst unter der Schwelle zum Medikamentenübergebrauchskopfschmerz behandeln sollen.

Viele Migränepatienten kennen daher die Situation sehr gut, in der man sich, manchmal über Stunden oder Tage, entscheiden muss, ob dies nun bereits eine Migräne in einem frühen Stadium oder einfach nur ein leichter, keine Behandlung erfordernder Spannungskopfschmerz ist. Was bei seltenen Attacken kein Problem ist, entwickelt sich bei häufigen Attacken für manche Patienten zur Tagesbeschäftigung.

### 2. Ausreichend dosierte Behandlung

Entscheidet man sich für ein Medikament, sollte man gleich eine wirksame und angemessene Dosis wählen, also nicht mit einer Tablette anfangen, um dann in zwei bis drei Stunden bei nicht erfolgreicher Behandlung eine zweite oder manchmal sogar dritte Tablette nehmen zu müssen. Wenn gleich eine Tablette mit z. B. 500 mg Acetylsalicylsäure hilft, ist eine zweite natürlich nicht mehr nötig. Falls aber die Erfahrung zeigt, dass 500 mg zu wenig ist, sollten lieber gleich zu Beginn 1000 mg Acetylsalicylsäure genommen werden (also zwei Tabletten, eventuell sogar drei) als zwei im Abstand von mehreren Stunden, da die höhere Dosis zu Beginn wirksamer ist. Das gilt entsprechend für Ibuprofen (meist 400 bis 800 mg) oder Paracetamol (500 bis 1000 mg) und auch für einige Triptane.

### 3. Der Intensität der Attacke angemessene Behandlung

Wenn sich eine wahrscheinlich leichte Attacke ankündigt, kann man eher versuchen, mit nicht-medikamentösen Maßnahmen oder einfachen Schmerztabletten statt mit Triptanen oder Nasenspray/Spritze zu behandeln.

Bei sich ankündigenden schweren Attacken sollte lieber gleich mit der am besten wirksamen Behandlung, also z. B. einem Triptan als (Schmelz-)Tablette oder Nasenspray behandelt werden als zunächst mit einer einfachen Schmerztablette anzufangen und dann bei fehlendem Erfolg schwerere Geschütze auffahren zu müssen.

Lässt sich die Schwere der sich ankündigenden Attacke nicht einschätzen, kann natürlich auch keine angemessene Strategie zur Behandlung von Fall zu Fall entwickelt werden. Dann hilft nur eine Behandlung nach dem Prinzip »frühzeitig und ausreichend dosiert«.

Außerdem gilt: Falls Übelkeit (oder Erbrechen) besteht, sind Mittel dagegen (sogenannte Antiemetika, siehe Tabelle) am besten ca. 10 bis 15 Minuten vor den Schmerzmitteln einzunehmen, das erhöht auch die Aufnahme und damit die Wirksamkeit der Schmerzmittel. Alternativ kann man einige Substanzen als Zäpfchen oder zwei Triptane als Nasenspray probieren. Sumatriptan gibt es auch zur selbstständig durchzuführenden Injektion.

## Medikamentöse Attackenbehandlung

| Wirkstoff oder Kombination | Dosis | Wichtige Nebenwirkungen | Wichtige Kontraindikationen | Rp. |
|---|---|---|---|---|
| 2 Tabletten der Kombination: Acetylsalicylsäure + Paracetamol + Coffein | 250–265 mg 200–265 mg 50–65 mg | siehe Einzelsubstanzen | siehe Einzelsubstanzen | |
| Acetylsalicylsäure | (500–) 1000 mg | Magen-Darm-Beschwerden | Magen-/Zwölffingerdarmgeschwür, Asthma | |
| Ibuprofen | 400–600 (800) mg | | | teils |
| Naproxen | 500–1000 mg | | | teils |
| Diclofenac | 50–100 mg | | | ja |
| Phenazon | 1000 mg | gelegentlich Allergie | akute hepatische Porphyrie | |
| Paracetamol | 1000 mg | selten Allergie | Leber-und Nierenfunktionsstörung | |
| Metamizol | 500–1000 mg | selten Allergie, Einzelfälle mit Agranulozytose | Knochenmarkfunktionsstörung, Asthma | ja |

**Empfohlene einfache Schmerzmittel und ihre üblichen Dosierungen (angelehnt an die Empfehlungen der Deutschen Migräne- und Kopfschmerzgesellschaft), für leichtere Attacken bei Erwachsenen (Rp. = Rezeptpflichtigkeit).**

## Kopfschmerzen aus medizinischer Sicht

| Wirkstoff | Dosis | Wichtige Nebenwirkungen | Wichtige Kontraindikationen | Rp. |
|---|---|---|---|---|
| Metoclopramid | 10–20 mg (auch als Zäpfchen) | Bewegungsstörungen, Unruhe | Epilepsie, Parkinsonoid, Schwangerschaft, Prolaktinom, Kinder unter 14 J. | ja |
| Domperidon | 10–20 mg | seltener als bei Metoclopramid | wie Metoclopramid, Kinder unter 10 J. | ja |

**Mittel gegen Übelkeit/Erbrechen (verbessern auch die Aufnahme des Schmerzmittels bei Übelkeit).**

## Medikamentöse Attackenbehandlung

| Wirkstoff | Dosis | Wichtige Nebenwirkungen | Wichtige Kontraindikationen | Rp. |
|---|---|---|---|---|
| Almotriptan* | 12,5 mg | etwas geringer als Sumatriptan | Für alle Triptane: unkontrollierter Bluthochdruck, koronare Herzkrankheit oder Herzinfarkt, TIA oder Schlaganfall, periphere arterielle Verschlusskrankheit | |
| Eletriptan | 20–40 mg | wie Sumatriptan | | ja |
| Frovatriptan | 2,5 mg | etwas geringer als Sumatriptan | | ja |
| Naratriptan* | 2,5 mg | etwas geringer als Sumatriptan | | |
| Rizatriptan | 5–10 mg | wie Sumatriptan | | ja |
| Sumatriptan | 50–100 mg 10–20 mg nasal 25 mg Zäpfchen 6 mg s.c. Spritze | Engegefühl im Brust-/Halsbereich, Kribbeln, Schwindel, Müdigkeit | | ja |
| Zolmitriptan | 2,5–5 mg 5 mg nasal | wie Sumatriptan | | ja |

**Triptane zur Behandlung einer mittleren oder schweren Migräneattacke (Sumatriptan war 1992 das erste zugelassene Triptan und gilt als Standard).**

**\*Almotriptan ist unter dem Handelsnamen Dolortriptan und als Generikum, Naratriptan unter dem Handelsnamen Formigran und als Generikum rezeptfrei in der Apotheke erhältlich.**

## Nicht-medikamentöse Attackenbehandlung

Bislang haben sich noch keine sicheren und schnellen nicht-medikamentösen Behandlungen von stärkeren Migräneattacken etabliert. Eine sichere und schnelle Behandlung ist für Migränepatienten aber oft entscheidend, da Fehlzeiten in der Arbeit oder der Familie bzw. bei sozialen Aktivitäten die Lebensqualität stark beeinträchtigen. Somit kann man diese Alternativen zur Medikamenteneinnahme vor allem in der Frühphase von leichteren Attacken, nicht jedoch bei sich ankündigenden schweren Attacken probieren.

**Reizabschirmung, Schlaf**
Wenn gerade möglich, empfiehlt sich für alle Migränepatienten der Rückzug in eine reizarme Umgebung, z. B. ein ruhiges, eher dunkles Zimmer, in dem sie möglichst nicht gestört werden. Auch Schlaf hilft oft, vor allem bei Kindern und Jugendlichen. Im Alltag und vor allem am Arbeitsplatz ist das häufig leider schlecht durchführbar.

**Kaffee**
Als Hausmittel berichten manche Patienten über Erfolge mit starkem Kaffee.

**Pfefferminzöl**
Ist man nicht zu geruchsempfindlich, kann das Auftragen von Pfefferminzöl an Stirn, Schläfen und Nacken einen Versuch wert sein. In Studien war das Öl ähnlich gut wirksam wie Paracetamol und es kann nicht zu einem Übergebrauchskopfschmerz führen.

**Akupunktur**
Akupunktur kann bei der Behandlung einer Migräneattacke in der Frühphase wirksam sein. Wenn man jedoch nicht unmittelbar Zugang zu einem Akupunkteur hat oder sich selbst nadeln kann, ist Akupunktur als Akutbehandlung eher nicht praktikabel.

## Biofeedback mit Regulierung der Schläfenschlagader

Eine mögliche Attackenbehandlung, allerdings eher mit Seltenheitswert, ist: die willentliche Verengung der rechten oder linken Schläfenschlagader (Arteria temporalis superficialis). Diese spezielle Biofeedbacktherapie zeigt, wenn man sie erlernen kann, eine gute Wirksamkeit, es ist aber häufig nicht so einfach, einen Biofeedbacktherapeuten zu finden. Eine Übersicht und eine Therapeutensuche für ganz Deutschland bietet die Homepage der Deutschen Gesellschaft für Biofeedback (http://www.dgbfb.de/index.php/de/therapeutensuche-umkreis).

## Nicht-invasive Neuromodulation

In den letzten Jahren werden zunehmend mehr Verfahren der Neuromodulation erprobt. Die Neuromodulation versucht mittels elektrischer Nervenreizung an unterschiedlichen Orten die Schmerzwahrnehmung zu beeinflussen. Die Wirkung ist meist für vorbeugende Zwecke gedacht (siehe auch das nächste Unterkapitel zu den vorbeugenden Maßnahmen). Für die Behandlung von Migräneattacken wurde ein Gerät zur nicht-invasiven Vagusnervstimulation ausprobiert, das auch für Clusterkopfschmerzattacken gedacht ist.

### *Nicht-invasive Vagusnervstimulation*

Bei der nicht-invasiven Vagusnervstimulation kann durch milde elektrische Reizung des Vagusnerven am Hals eine Attackenbehandlung versucht werden. Das Stimulationsgerät (gammaCore®) ist teuer, eine Anschaffung wird sich nur bei häufigen Attacken oder zur Vorbeugung lohnen. Der Wirkmechanismus wird über eine Beeinflussung des Glutamatstoffwechsels im Gehirn infolge der Stimulation angenommen.

Glutamat ist der wichtigste erregende Botenstoff im zentralen Nervensystem und auch bei der Migräneentstehung beteiligt, z. B. bei der Übertragung der Signale vom Trigeminuskern zu höheren Zentren und zu den Hirngefäßen. In klinischen Tests waren Substanzen, die sich hemmend auf einen

Glutamat-Rezeptor (metabotropen Glutamat-Rezeptor 5) auswirken bei der Migränebehandlung wirksam, wurden aber wegen Nebenwirkungen (Lebertoxizität) nicht weiter bis zur Marktreife entwickelt.

**KAW-Übungen und Introvision**
Wie Sie bereits wissen, können Sie zu Beginn einer Attacke die Übungen des Konstatierenden Aufmerksamen Wahrnehmens ausprobieren, um zu testen, ob Sie so eine sich nähernde volle Migräneattacke verhindern können.

Introvisisonsberater haben die Erfahrung gemacht, dass sich in der Frühphase mit weitgestellten KAW-Übungen eine Attacke abwenden lässt, wenngleich natürlich nicht immer. Eine erfahrene Introvisionsberaterin mit einer Migräne mit visueller Aura hat es geschafft, die sich durch ein Auftreten der Sehstörung ankündigende Attacke mittels Achtsamkeitsübungen (Konstatierendes Aufmerksames Wahrnehmen) erfolgreich abzuwenden. Mit der Zeit wurden die Attacken seltener und seltener und sind derzeit kein Problem mehr.

Dies sind nun Einzelfallberichte, ermutigen uns jedoch, weiter in die Richtung zu gehen und die geplante Studie zur Wirksamkeit von Introvision bei Migräne zu verfolgen.

## Vorbeugende Maßnahmen

Für alle vorbeugenden Maßnahmen gilt, dass ein realistisches Ziel nicht die Heilung der Migräne, sondern eine Reduktion der Häufigkeit und Intensität der Attacken ist. Eine Vorbeugung wird in Studien als wirksam eingestuft, wenn die Zahl der Attacken bzw. Migränetage pro Monat um 50 Prozent abnimmt.

## Medikamentöse Vorbeugung

Zur medikamentösen Vorbeugung stehen seit vielen Jahren bewährte Medikamente zur Verfügung. Neue Substanzen sind in den letzten Jahren hinzugekommen; Substanzen mit neuen Wirkprinzipien werden derzeit klinisch geprüft (z. B. CGRP- oder CGRP-Rezeptor-Antikörper-basierte Medikamente).

**Wann vorbeugen?**
Eine medikamentöse Vorbeugung wird allgemein empfohlen, sobald Patienten drei nicht zufriedenstellend behandelbare Attacken im Monat haben. Eine Vorbeugung kann individuell bei weniger Attacken indiziert sein, wenn diese zum Beispiel lange anhalten, beeinträchtigende Auren auftreten oder regelmäßig der Notarzt gerufen wird.

**Regelmäßige Einnahme, verzögerter Wirkeintritt**
Bei allen klassischen Substanzen ist wichtig zu wissen, dass sie als vorbeugende Medikamente regelmäßig eingenommen werden müssen, sich jedoch die angestrebte Wirkung einer Kopfschmerzvorbeugung frühestens nach zwei bis vier Wochen einstellt. Nebenwirkungen können jedoch sofort auftreten. Somit ist es neben der individuellen Wirksamkeit meist entscheidend, dass man die Substanz gut verträgt.

Für alle (außer Botulinumtoxin und Flunarizin) gilt: langsam eindosieren, damit sie vertragen werden. Und: die Wirksamkeit mittels Kopfschmerzkalender dokumentieren und prüfen, nicht nur auf das eigene Gedächtnis verlassen. Die geplante Behandlungsdauer liegt meist bei sechs bis zwölf Monaten, auch eine längere Behandlungsdauer ist je nach Lebenssituation und Wirkung gut möglich.

Die jeweilige Substanz wird in Absprache mit dem Patienten und im Hinblick auf möglichen Zusatznutzen oder Gegenanzeigen gewählt. Beispielsweise würde man einem Asthmapatienten oder Patienten mit Neigung zu Ohnmachtsanfällen bei niedrigem Blutdruck keinen Betablocker verschreiben, der den Blutdruck senkt. Bei Patienten mit Bluthochdruck und Migräne empfiehlt sich hingegen die Einnahme eines Betablockers. Bei Patienten mit einer Epilepsie und Migräne würde man eher ein Mittel gegen Epilepsie (ein Antikonvulsivum) ausprobieren, bei Patienten mit Neigung zu depressiven Verstimmungen lieber Antidepressiva. An möglichen Nebenwirkungen oder Gegenanzeigen sind im Folgenden nur einige wichtige aufgezählt.

### *Betablocker (rezeptpflichtig)*
Mittel der ersten Wahl sind Metoprolol und Propranolol, auch Bisoprolol kann versucht werden. Mögliche Nebenwirkungen: Müdigkeit, Kreislaufprobleme mit zu niedrigem Blutdruck. Bei bestimmten Herzrhythmusstörungen oder Herzerkrankungen dürfen Betablocker nicht eingenommen werden. Bei Diabetes oder einer Neigung zu Ohnmachtsanfällen ist Vorsicht geboten.

### *Antikonvulsiva (Mittel gegen Epilepsie)*
**Topiramat (rezeptpflichtig):** Das am häufigsten eingesetzte Mittel aus dieser Substanzgruppe. Eine häufige Nebenwirkung: Kribbeln an den Extremitäten. Auch eine Müdigkeit oder Denkverlangsamung kann sich einstellen. Topiramat ist jedoch bei Patienten eher beliebt, da eine mögliche Nebenwirkung die Gewichtsabnahme ist. Darf nicht bei Nierenproblemen, insbesondere Nierensteinen eingesetzt werden. Kann selten auch zu einer Geschmacksveränderung führen und zu depressiven Verstimmungen. Topiramat kann auch beim Medikamentenübergebrauchskopfschmerz gut eingesetzt werden.

**Valproat (rezeptpflichtig):** Das früher häufiger verwendete Valproat ist aufgrund seiner fruchtschädigenden Wirkung bei Frauen im gebärfähigen Alter nur bei Fehlen einer Alternativbehandlung einzusetzen. Da deutlich mehr Frauen als Männer eine behandlungsbedürftige Migräne haben und meist im gebärfähigen Alter sind, wird Valproat aktuell wenig verwendet. Wichtige mögliche Nebenwirkungen: Müdigkeit, Schwindel, Zittern, Gewichtszunahme, Stimmungsstabilisierung, Haarausfall. Darf nicht bei Leberfunktionsstörungen angewendet werden.

### Calciumkanalblocker (rezeptpflichtig)

Unter den Calciumkanalblockern gibt es eigentlich nur eine migränevorbeugend wirkende Substanz, das Flunarizin. Bei Patienten mit Depression darf es nicht angewandt werden, bei Neigung zu Depressionen ist es ebenfalls nicht zu empfehlen. Mögliche Nebenwirkungen sind Müdigkeit, Gewichtszunahme.

### Perikranielle Botulinumtoxin-Injektionen (rezeptpflichtig)

Vorab gleich die Einschränkung: Die Kosten für Botulinumtoxin-Injektionen werden nur bei chronischer Migräne unter bestimmten Bedingungen von der Krankenkasse übernommen.

Botulinumtoxin als Medikament zur Vorbeugung bei Kopfschmerzen wurde überhaupt nur untersucht, weil einzelne Patientinnen, die es sich aus kosmetischen Gründen zur Faltenbehandlung spritzen ließen, von einer deutlichen Besserung ihrer Migräne/Kopfschmerzen berichteten. Somit ist anzunehmen, dass Botulinumtoxin *im Einzelfall* auch bei *nicht* chronischer Migräne wirksam sein kann. Die Behandlungskosten werden aber in diesem Fall nicht von der Krankenkasse übernommen, da die Wirksamkeit nur bei chronischer Migräne nachgewiesen ist.

Der Vorteil einer Behandlung mit Botulinumtoxin ist, dass nur alle drei, später eventuell vier Monate injiziert werden muss und keine tägliche Tabletteneinnahme zur Vorbeugung erforderlich ist. Der Nachteil: Die Injektion des Nervengifts lässt sich nicht mehr rückgängig machen, auch wenn Nebenwirkungen auftreten.

### Antidepressiva

Antidepressiva werden bei Patienten mit Migräne in erster Linie zur Vorbeugung eingesetzt und *nicht primär zur Behandlung einer Depression*. Falls zusätzlich eine Depression besteht, ist es natürlich sinnvoll, statt zwei verschiedenen Medikamenten nur eines zu geben, das für beide Krankheiten wirksam ist. Die Empfehlung eines Antidepressivums bedeutet nicht, dass eine Depression besteht oder dass die Schmerzen »eingebildet« sind, wie das manche Patienten verstehen und sich dann nicht ernst genommen fühlen. Es gibt auch Patienten, die die Diagnose einer zusätzlich bestehenden Depression als Kränkung empfinden, wobei bei einer chronischen Schmerzerkrankung die Entstehung einer depressiven Verstimmung sehr gut nachzuvollziehen ist. Wie in den Ausführungen zur Entstehung von Schmerzen erklärt wurde, führt eine Behandlung der Depression zur Normalisierung der Schmerzwahrnehmung und trägt damit viel zur Migränebehandlung bei. Im Folgenden ist (wie sonst auch) nur eine Auswahl angeführt.

**Amitriptylin (rezeptpflichtig):** Ein in der Schmerztherapie bewährtes Antidepressivum, das neben den möglichen Nebenwirkungen wie Müdigkeit, Mundtrockenheit und Schwindel auch zu einer Gewichtszunahme führen kann.

**Venlafaxin (rezeptpflichtig, off-label):** Kann anfangs teils zu störender Übelkeit führen, auch Müdigkeit ist möglich. Kann beim Absetzen Probleme machen, wenn über längere Zeit genommen.

**Andere Substanzen**

*Magnesium*
Magnesium kann in einer Dosierung von 2 × 300 mg/Tag probiert werden, die Wirkung ist jedoch nur leicht, sodass Magnesium z. B. während der Schwangerschaft empfohlen wird. Mögliche Nebenwirkung: Durchfall.

*Vitamin B2, Magnesium und Coenzym Q10*
Vitamin B2 (400 mg), Magnesium (600 mg) und Coenzym Q10 (150 mg) in einer fixen Kombination (als diätetisches Lebensmittel erhältlich unter dem Namen Migravent) wurde in einer Studie als wirksam zur Reduktion der Schmerzintensität und bei Beeinträchtigung durch die Kopfschmerzen gezeigt; das eigentliche Ziel, eine Verringerung der Kopfschmerztage pro Mo-

nat, wurde nur als Trend, nicht signifikant erreicht. Mögliche Nebenwirkungen sind Durchfall und eine Gelbfärbung des Urins.

**Pestwurzextrakt**
Das pflanzliche Mittel mit dem Wirkstoff Pestwurzextrakt (Petadolex) ist in Deutschland nicht mehr als Arzneimittel erhältlich. Es kann (über die Internationale Apotheke) bestellt werden, es sind jedoch alle drei Monate die Leberwerte zu kontrollieren.

**Ausblick: CGRP-Antikörper bzw. CGRP-Rezeptor-Antikörper**
Das Neuropeptid CGRP ist ein entscheidender Botenstoff bei der Entstehung einer Migräneattacke. Früher entwickelte CGRP-Gegenspieler haben trotz guter Wirksamkeit aufgrund von Leberwerterhöhungen keine Marktreife erreicht. Es finden jedoch derzeit teilweise schon weit fortgeschrittene klinische Prüfungen für CGRP-Antikörper bzw. Antikörper gegen den CGRP-Rezeptor bei Migränepatienten statt. Obwohl diese Substanzen (wie eigentlich alle Medikamente und Verfahren) nicht bei allen Patienten wirken, scheinen sie für einen Teil der Patienten sehr gut und schneller als Tabletten zur Vorbeugung wirksam zu sein. Diese Substanzen wird es jedoch nicht in der Darreichungsform einer Tablette, sondern nur als Injektionen oder Infusionen geben. Die Gabe wird wohl monatlich oder in längeren Abständen erforderlich sein. Falls die Zulassungsstudien erfolgreich verlaufen, könnten diese Medikamente in den nächsten Jahren auf den Markt kommen.

**Medikamentöse Vorbeugung bei Spannungskopfschmerzen**
Bei der medikamentösen Vorbeugung des in der Praxis bedeutend seltener als die chronische Migräne vorkommenden chronischen Spannungskopfschmerzes haben sich ähnliche Medikamente wie bei der Migräne bewährt, sodass hier nicht mehr als eine kleine Auflistung nötig ist: Amitriptylin, Mirtazapin, Doxepin, Valproat, Topiramat und andere mehr.

## Nicht-medikamentöse Vorbeugung

Viele der empfohlenen Maßnahmen zur nicht-medikamentösen Vorbeugung haben den Vorteil, dass sie keine oder weniger Nebenwirkungen im Vergleich zu Medikamenten aufweisen.

### Kopfschmerzkalender

Die erste Empfehlung für Patienten mit häufigen Attacken lautet, einen Kopfschmerzkalender zu führen. Einen nicht auf Introvision zugeschnittenen Monats-Kopfschmerzkalender bietet die Deutsche Migräne- und Kopfschmerzgesellschaft auf ihrer Internetseite zum Herunterladen an (http://www.dmkg.de/files/dmkg.de/patienten/Kalender/Kopfschmerzkalender_Neu_2011.pdf). Mit einem Kopfschmerzkalender können zum einen Auslöser identifiziert und eventuell auch gemieden werden (siehe nächster Absatz). Zum anderen lässt sich die Wirksamkeit einer Behandlung überprüfen, und zwar sowohl einer Akutbehandlung als auch einer Vorbeugung. In der Praxis erweist sich nämlich das eigene Gedächtnis als relativ unzuverlässig, vor allem wenn es um Ereignisse geht, die mehrere Wochen zurückliegen. Manche Patienten empfinden es als belastend, bei der Dokumentation ihrer Kopfschmerzen an ihre Krankheit erinnert zu werden. Dennoch lohnt sie sich in fast allen Fällen.

### Auslöser identifizieren und meiden

Hat man individuelle Auslöser erkannt, gilt es, zumindest die beeinflussbaren möglichst zu vermeiden oder zu reduzieren. Das Wetter ist natürlich nicht beeinflussbar, ein Wetterumschwung nicht zu verhindern, doch kann beides als Warnzeichen für eine sich möglicherweise anbahnende Attacke dienen.

Falls mögliche Auslöser nicht bekannt sind, lohnt es sich, mittels Kopfschmerztagebuch diese eventuell zu ermitteln, z. B. den geänderten Schlaf-Wach-Rhythmus am Wochenende. So kann sich herausstellen, dass schon kleine Änderungen wie weniger oder keinen Alkohol zu trinken, am Wochenende nicht mehr so lange auszuschlafen, ausreichend zu trinken oder keine Mahlzeiten auszulassen zu einer deutlichen Reduktion der Attacken führen. Für Patientinnen kann eine andere hormonelle Verhütung oder bei menstrueller Assoziation der Attacken – nach Rücksprache mit der Frauenärztin – das Durchnehmen der Pille helfen. Manchmal empfiehlt sich bei der menstruellen Migräne auch eine medikamentöse Kurzzeit-Vorbeugung.

**Nicht zu viele Verbote**
Aus Sicht der Introvision soll es nicht zu einem Überhandnehmen von Selbstbefehlen kommen, die dann einen eigenständigen Stressor darstellen: Du musst immer ausreichend trinken! Du darfst auf keinen Fall eine Mahlzeit auslassen! Du darfst keinen Alkohol trinken! Du darfst am Wochenende nicht lange ausgehen! Im Idealfall wird man sich bewusst, welche individuellen Auslöser man bei sich wahrnimmt, welche man gut vermeiden kann und vermeiden möchte, ohne sich durch Verbote ständig eingeschränkt zu fühlen. Es gibt Patienten, die bei einer vorhersehbaren Änderung des Tag-Nacht-Rhythmus, sei es durch Schichtdienst oder durch Ausgehen am Abend, schon beim Nachhausekommen eine »vorbeugende Tablette« einnehmen. Wenn es nur selten vorkommt und nicht die Gefahr eines Übergebrauchs besteht, kann dies im Einzelfall eine gute Lösung sein.

**Ausdauersport**
Regelmäßiger (ein-, besser dreimal pro Woche) aerober Ausdauersport führt bei manchen Patienten zu einer deutlichen Reduktion der Attackenhäufigkeit. Die Wahl der Sportart sollte natürlich den eigenen Vorlieben entsprechen. Wenn man Joggen schon immer gehasst hat, wird man Joggen wahrscheinlich nicht lange durchhalten. Dann probiert man es besser mit Radfahren, Schwimmen, Aerobic ... – Hauptsache, der Kreislauf kommt in Schwung.

## Akupunktur

Akupunktur als nicht-medikamentöses Verfahren ist als hilfreich bei Kopfschmerzen/Migräne bekannt, jedoch hat sich in Studien gezeigt, dass Scheinakupunktur genauso wirksam war wie echte Akupunktur. Der Anteil eines Placeboeffektes kann somit nicht gut abgeschätzt werden. Je nach Kostenpunkt und Erstattungsmodell der eigenen Krankenkasse kann man es vor allem bei leichteren Fällen mit Akupunktur versuchen und damit teils gute Erfolge erringen. Bei schwerer betroffenen Patienten jedoch wirkt Akupunktur unserer Erfahrung nach nicht durchschlagend.

## Neuromodulation

Wie bereits weiter oben beschrieben: In den letzten Jahren werden bei Kopfschmerzen zunehmend mehr Verfahren der (nicht-invasiven) Neuromodulation erprobt. Die Neuromodulation versucht mittels elektrischer (teils auch magnetischer) Nervenreizung an unterschiedlichen Orten eine Beeinflussung der Schmerzwahrnehmung zu erreichen. Da die Wirkung meist nur in einzelnen oder wenigen Studien beobachtet wurde, werden die Kosten für die Verfahren bislang in aller Regel nicht von den Krankenkassen übernommen. Nachfolgend eine Auswahl von Maßnahmen.

### *Nicht-invasive Vagusnervstimulation*

Die Idee der Vagusnervstimulation geht zurück auf die Beobachtung, dass Epilepsie-Patienten mit einem implantierten Vagusnervstimulator teils über einen deutlichen Effekt auf ihre Migräne berichteten.

Die nicht-invasive Vagusnervstimulation wurde zur vorbeugenden Behandlung bei episodischer und chronischer Migräne und für ein Gerät auch zur Attackenbehandlung bei Migräne (und Clusterkopfschmerzen) erprobt. Derzeit werden zwei Geräte angeboten: ein Ohrgerät (VITOS®; nicht für die Attackenbehandlung geprüft, 4 Stunden/Tag Stimulationsdauer empfohlen, aufladbares Gerät), das bei der chronischen Migräne wirksam ist, und ein Gerät zur Stimulation am Hals (gammaCore®, 2- bis 3-mal 90 Sekunden

Stimulation pro Tag empfohlen, ein Gerät für einen Monat), das auch für die Attackenbehandlung ausprobiert werden kann. Eine Wirkung auf die Migräne wird für beide Stimulationsgeräte über die Beeinflussung des Glutamatstoffwechsels angenommen.

Die Kosten sind mit monatlich 260 Euro (gammaCore) bzw. einem einmaligen Anschaffungspreis von aktuell einmalig 999 Euro oder 12 mal 99 Euro Ratenzahlung (VITOS) nicht unerheblich. Clusterkopfschmerzpatienten und Migränepatienten können das erste gekaufte gammaCore-Gerät innerhalb von 45 Tagen zurücksenden und eine Kostenrückerstattung bei der Firma beantragen. Das VITOS-Gerät kann 90 Tage getestet werden; der erste Monat ist kostenlos, für den zweiten und dritten Monat fällt eine Gebühr von je 99 Euro an.

Sollte die nicht-invasive Vagusnervstimulation helfen, kann eine Kostenübernahme durch die Krankenkasse beantragt werden, auch wenn dies eher selten von Erfolg gekrönt ist. Zur Verminderung der Kosten kann man versuchen, die Ausgaben für das Gerät zumindest bei der Steuererklärung als außergewöhnliche Belastung geltend zu machen.

### *Aktivierung des Trigeminus-Nervs*

Für Migränepatienten wird außerdem ein Gerät zur Vorbeugung angeboten, das äußerlich den *Nervus trigeminus* im Bereich der Stirn reizt (externe trigeminale Nervenstimulation, eTNS: Cefaly®). Indikation ist die Vorbeugung der episodischen Migräne. Es kann zwei Monate lang für 95 Euro getestet oder für 295 Euro gekauft werden.

### *Invasive Neuromodulation*

Nur für schwerst betroffene Patienten gibt es eine invasive Form der Neuromodulation, bei der bei Patienten mit nicht anderweitig ansprechender chronischer Migräne ein elektrischer Stimulator zur Reizung des Hinterkopfnerven nach vorheriger Testung der Wirksamkeit implantiert wird. Das Verfahren wird nur an wenigen medizinischen Zentren durchgeführt.

### Entspannungsverfahren

Da Stress für viele Patienten ein häufiger, gut bekannter Auslöser ist, haben Entspannungsverfahren seit langem einen festen Platz in der vorbeugenden Behandlung. Ein Klassiker, dessen Wirksamkeit gut nachgewiesen ist, ist die progressive Muskelentspannung.

*Progressive Muskelentspannung nach Jacobson*

Die progressive Muskelrelaxation nach Edmund Jacobson (PMR) ist einfacher zu erlernen als autogenes Training. Kursgebühren werden oft von den Krankenkassen erstattet. Auch für Yoga liegen klinische und wissenschaftliche Hinweise auf eine vorbeugende Wirksamkeit vor.

*Biofeedbackverfahren*

Mittels Biofeedbackverfahren (EEG-Biofeedback, Hauttemperatur-Biofeedback, EMG-Biofeedback oder die Kombination aus Temperatur- und EMG-Biofeedback) wird die Kontrolle physiologischer Funktionen eingeübt, z. B. die Entspannung der Muskulatur, bei der Migräne etwa die Nackenmuskulatur. Im klinischen Alltag haben sich Biofeedbackverfahren weniger etabliert als z. B. die Muskelrelaxation, da es oft schwierig ist, einen Biofeedbacktherapeuten zu finden und die Krankenkassen die Kosten meist nur bei Psychotherapeuten als Anbietern von Biofeedback übernehmen. Eine Übersicht gibt die Homepage der Deutschen Gesellschaft für Biofeedback (DGBfb), wo auch eine Therapeutensuche für ganz Deutschland angeboten wird (http://www.dgbfb.de/index.php/de/therapeutensuche-umkreis).

### Psychotherapie/Verhaltenstherapie

Falls immer die gleichen Stressoren und Verhaltensmuster die Auslöser für Attacken sind, Attacken häufig vorkommen oder schon eine Chronifizierung eingesetzt hat und Patienten hierfür motiviert sind, hat sich auch eine verhaltenstherapeutische Begleitung bewährt.

**Introvision**

Die Anwendung von Introvision und Konstatierendem Aufmerksamem Wahrnehmen als achtsamkeitsbasiertes Verfahren zur Entspannung haben Sie bereits kennengelernt.

## Introvision bei anderen Kopfschmerzarten

Introvision ist in keinem Fall eine adäquate Behandlung bei Attacken von Clusterkopfschmerzen oder einer Trigeminusneuralgie. Introvision kann hier nur helfen, die psychologischen und stressbedingten Nebenerscheinungen der Kopfschmerzen, Angst vor Attacken oder Begleitumstände in ihrer Wahrnehmung zu verändern.

Achtsamkeitsbasierte Verfahren hingegen können bei chronischen Schmerzen allgemein eingesetzt werden.

## Exkurs: Introvision zur Gewichtsreduktion bei idiopathischer intrakranieller Druckerhöhung (IIP, früher Pseudotumor cerebri)

Introvision wurde nicht zur Behandlung von Kopfschmerzen erfunden. Die Theorie der Introvision erklärt jedoch sehr gut, warum Menschen manchmal explizit gegen das eigene Wissen oder wider fest vorgenommener Pläne handeln: emotionale Vorgänge beherrschen dann den Gedankenfluss und führen zu mentalen Blockaden oder Handeln gegen die eigene Einsicht. Denn selbst die rationale Einsicht, dass eine Verhaltensänderung absolut sinnvoll ist, führt leider nicht immer zum gewünschten Ergebnis: Man tut etwas oder lässt etwas, obwohl man weiß, dass es schädlich, sinnlos und nicht im eigenen Interesse ist, z. B. das Aufschieben der Steuererklärung, Weiterrauchen trotz eines erlittenen Herzinfarkts und vieles mehr.

In der Kopfschmerzpraxis gibt es regelmäßig eine Gruppe von Patienten, bei denen eine mentale Blockade geradezu ins Auge sticht. Und diese Blockade erschwert nicht nur die Kopfschmerzlinderung, sondern macht sogar die ursächliche Behandlung der Kopfschmerzen unmöglich: Patienten mit idiopathischer intrakranieller Druckerhöhung (IIP, früher auch Pseudotumor cerebri genannt), bei denen es ärztlicherseits dringend geboten ist, Gewicht zu reduzieren.

**Symptome bei IIP**

Eine idiopathische intrakranielle Druckerhöhung macht sich typischerweise durch die drei Symptome Kopfschmerzen – verstärkt im Liegen –, Sehstörungen mit Verschwommensehen und/oder Obskurationen, d. h. einem kurzeitigen, teils nur Sekunden dauernden Sehverlust auf einem Auge sowie im Untersuchungsbefund einer Stauungspapille (Schwellung des Sehnervaustrittspunkts am Augenhintergrund) bemerkbar. Es können auch Ohrgeräusche auftreten. Ursächlich ist nach Ausschluss anderer Ursachen (Raumforderung oder Thrombose einer Hirnvene) eine Erhöhung des Nervenwasserdruckes, die zur Stauungspapille und den Kopfschmerzen führt. Die Diagnose wird mittels Druckmessung bei der Lumbalpunktion gestellt. Im Kernspintomogramm des Kopfes fällt dabei oft eine sogenannte Empty Sella auf: Das für die Hirnanhangsdrüse vorgesehene Areal scheint leer, da die Hirnanhangsdrüse nach unten gedrückt wird.

**Ursachen und Behandlung bei IIP**

Auslöser für die Druckerhöhung ist meist, nicht immer, deutliches Übergewicht. Es gibt jedoch auch Medikamente (z. B. Aknemittel), die mit dem Auftreten einer IIP assoziiert sind.

Falls der Druck nicht gesenkt werden kann, kann es schlimmstenfalls zu einem Sehverlust kommen. Bevor es dazu kommt, können Patienten auch operiert werden (eine sogenannte Shunt-Operation mit Einsetzen eines ventilgesicherten Ablaufs in die Nervenwasserräume des Gehirns). Oberstes

Gebot ist jedoch zunächst die dringende Empfehlung, deutlich abzunehmen sowie medikamentös den Druck zu senken. Und hier kommt die Introvision ins Spiel: Die bekannten Schwierigkeiten beim Abnehmen sind ein klassisches Beispiel für eine mentale Blockade, bei der Introvision sehr gut helfen kann.

**Gewichtsreduktion mithilfe der Introvision**
Eine Gewichtsreduktion ist eine schwierige Angelegenheit, wäre es einfach, gäbe es nicht ganze Bibliotheken und weltumspannende Vereine zu diesem Thema. An dieser Stelle soll es jedoch nicht um die Analyse Ihrer Ernährung und Diät-Tipps gehen, das machen andere Ratgeber ausführlicher und besser, sondern um die psychischen Befindlichkeiten, die viele Leute daran hindern, abzunehmen, obwohl sie es sich – nach welcher Methode auch immer – fest vorgenommen haben. Denn wie schon im ersten Teil des Buches beschrieben, können geplante Veränderungen auch häufig Sorgen und Ängste auslösen. Im ersten Teil des Buches ging es beim Erlernen des »gelassen Unpünktlichseins« beispielsweise um die Angst, zum Chaoten zu werden, und beim Beispiel des Rauchens war nicht das Aufhören mit dem Rauchen, sondern das Blamieren oder Scheitern Thema.

Es gibt mehrere Wege, wie man sich dem Thema Abnehmen nähern kann: Der erste ist vielleicht, darüber nachzudenken, warum Sie übergewichtig sind. Es kann sein, dass es ein starkes Bedürfnis in Ihnen gibt und dass es für einen Teil von Ihnen als existenziell wichtig empfunden wird, besonders viel Nahrung zu bekommen. Für Ihren Körper stellt dies aber möglicherweise ein Problem dar, spätestens, wenn Sie unter IIP leiden. Die Frage wäre dann: Was steht hinter dem Bedürfnis, zu essen und was wäre das Schlimme daran, dies nicht zu tun? Welche Stimme in Ihnen schreit dann auf, weint oder reagiert anders stark emotional? Wo in Ihrem Körper spüren Sie das?

Unserer Erfahrung nach ist es wichtig, sich damit zu beschäftigen, was der Grund sein könnte. Denn wenn ich nur mit Vernunft und Regeln arbeite, kann es passieren, dass sich das oben genannte Bedürfnis nicht verstanden fühlt und daraufhin bei nächster Gelegenheit mit einer Trotzreaktion rebelliert. Dieses Bedürfnis besteht nicht ohne Grund. Es hat Ihnen vielleicht in einer anderen Zeit einmal sehr geholfen oder etwas Schlimmeres verhindert. Wenn Sie das Bedürfnis, welches hinter »nicht abnehmen können« steht, kennen, können Sie auch feststellen, wann und warum dieses Bedürfnis auch heute noch auftaucht. Dann sind Sie dem nicht mehr so ausgeliefert und können entscheiden: Will ich mir heute wirklich etwas gönnen und mir eine Portion Eis mit Sahne bestellen oder ist das ein alter Reflex auf einen bestimmten Trigger, auf den ich heute anders reagieren kann?

Ansonsten können Sie sich Fragen stellen und dabei das Nachträgliche Laute Denken anwenden – zusammen mit KAW auf die Gedanken, die dann kommen, wenn Sie ans Abnehmen denken: »*Was geht mir als erstes durch den Kopf, wenn ich daran denke, abzunehmen?*« Wenn Sie schon mal versucht haben abzunehmen: »*Was hinderte mich daran, abzunehmen?*«, oder: »*Will ich wirklich abnehmen?*«

Analog zum Beispiel mit dem Aufhören des Rauchens können sich plötzlich ganz andere Aspekte der Gewichtsreduktion und damit zusammenhängende Schwierigkeiten zeigen. Bitte nehmen Sie sich Zeit, sich mit den oben genannten Aspekten des Abnehmens bzw. Ihres Gewichts zu beschäftigen. Je nachdem, was sich in Ihren eigenen KAW-Übungen (eventuell schon als Zentrum des Unangenehmen) herauskristallisiert, können Sie sich zunächst einmal mit diesen Gedanken beschäftigen. Sie können sich konstatierend, weitgestellt mit dem Unangenehmen beschäftigen und langsam lernen, Ihrer subjektiv schlimmsten Vorstellung ins Auge zu sehen, so, wie Sie es bereits mit dem KAW trainiert haben (siehe S. 68ff.).

In der Folge können Sie Ihr Verhalten weiter beobachten: Wenn Sie ein spezielles Verhalten ausfindig gemacht haben, das Sie immer wieder daran hindert, abzunehmen, z. B. nicht auf Süßigkeiten verzichten zu können, da Sie sie als Belohnung auffassen, können Sie sich genau mit dieser Situation auseinandersetzen. Was geht Ihnen als erstes durch den Kopf, wenn Sie sich eine solche Situation konstatierend vorstellen?

## Introvision zur Gewichtsreduktion bei idiopathischer intrakranieller Druckerhöhung

Oder Sie bekommen erst nach einer sehr großen Portion ein Sättigungsgefühl. Dann könnten Sie zunächst versuchen, Ihr natürliches Sättigungsgefühl mittels somatosensorischem KAW besser zu erspüren. Wenn Sie sich schon sehr lange im Vergleich mit anderen nur nach großen Portionen satt fühlen, könnten Sie versuchen, nach einem Fastentag mit kleinerem Magen sich dem Sättigungsgefühl mit einer somatosensorischen KAW-Übung zu nähern. Sie könnten dann darauf achten, ob und wann Sie ein Sättigungsgefühl spüren. Und – wenn Sie es spüren – schauen, was Ihnen durch den Kopf geht, wenn Sie trotzdem mehr essen?

Oder Sie haben während des Abnehmens ein Hungergefühl. Auch darauf könnten Sie das Nachträgliche Laute Denken (NLD) anwenden oder KAW-Übungen machen: Was geht Ihnen als Erstes durch den Kopf, wenn Sie Hunger spüren? Den aufkommenden Gedanken können Sie konstatierend aufmerksam wahrnehmen, bis Sie beim Zentrum des Unangenehmen ankommen. Oder Sie spüren einfach in den Hunger mit KAW hinein, wenn Sie sich das trauen. Für Tinnitus-Patienten oder Schmerzpatienten ist das Hineinspüren in etwas stark Negatives zunächst meist eine zu große Herausforderung.

Introvision wird das Abnehmen nicht schneller machen, aber sie kann Ihnen helfen, mit den mentalen Blockaden, die sich hier sehr häufig zeigen, besser umzugehen und vielleicht erfolgreicher und konsequenter Ihr Gewicht zu reduzieren und zu halten. Da das Essen eine frühe Erfahrung ist, kann es unter Umständen auch länger dauern, bis Sie sich dem eigentlichen Kern des Unangenehmen nähern können. Es kann auch sein, dass Sie für dieses Gefühl keine Worte finden, da sich Ihre Erfahrung in der vorsprachlichen Zeit ereignet hat. Manchmal ist es so, dass sich im Laufe der KAW-4b-Übungen langsam hinter dem ersten Zentrum des Unangenehmen im weiteren Verlauf ein dahinter liegendes Gefühl oder ein Gedanke zeigt, der sogar noch unangenehmer als der erste ist. Wenn Sie jedoch merken, dass sich eine Veränderung anbahnt und Sie im Vergleich mit den ersten KAW-4b-Übungen nun das Zentrum des Unangenehmen deutlich leichter und länger aushalten können, sind Sie sehr sicher auf dem richtigen Weg.

Falls Sie allein nicht weiterkommen, können Sie sich auch Hilfe holen. Dies gilt natürlich auch, wenn Sie herausfinden sollten, dass sich bei Ihnen größere psychische Probleme zeigen, für die Sie eine weitergehende psychologische/psychotherapeutische Unterstützung brauchen. Wir wünschen Ihnen auf alle Fälle, dass Sie Gefallen an den KAW-Übungen gefunden haben und vielleicht schon erste positive Erfahrungen erlebt oder sogar bei sich Veränderungen mit Introvision festgestellt haben.

# Übungen zur Introvision

Hier finden Sie eine Zusammenstellung aller Übungen, die im Buch vorgestellt wurden.

**Wahrnehmen, ohne zu bewerten (2 bis 3 Minuten)**
Nehmen Sie sich zwei bis drei Minuten Zeit, setzen sich gemütlich hin und lassen Sie Ihren Blick einfach durch den Raum schweifen. Versuchen Sie, das, was Sie sehen, nicht zu bewerten – registrieren Sie es und beobachten Sie, was Ihnen durch den Kopf geht.

**Gedanken und Erinnerungen konstatieren (ein paar Minuten)**
Gehen Sie gedanklich die letzten Tage durch und überlegen Sie, ob Ihnen Situationen einfallen, in denen etwas anders war, als es für Sie – subjektiv gesehen – sein sollte. Wie sind Sie damit umgegangen? Was ist Ihnen dabei durch den Kopf gegangen? Schreiben Sie diese Beispiele und die Antworten auf die Fragen auf. Wir gehen auf den nächsten Seiten näher auf diese Themen ein.

**Weitstellen (2 bis 3 Minuten)**
Setzen Sie sich bequem hin und richten Sie Ihren Blick auf einen Gegenstand, sei es eine Lampe fünf Meter entfernt, ein Baum außerhalb des Hauses, ein Buch auf dem Couchtisch direkt vor Ihnen. Es sollte ein für Sie angenehmer Abstand sein. Nun lassen Sie Ihren Blick auf diesem Gegenstand

ruhen und halten Sie ihn einen Augenblick im Fokus. Versuchen Sie nach einer Weile – ohne die Augen zu bewegen – zusätzlich das wahrzunehmen, was sich am Rande Ihres Blickfeldes befindet. Für die ganze Übung gilt: Versuchen Sie in einem nicht-wertenden Zustand zu bleiben und beobachten Sie, was Ihnen durch den Kopf geht.

**Übung zu Soll-Vorstellungen in der Sprache**
Beobachten Sie über ein paar Tage sowohl Ihren inneren Dialog als auch Ihren Sprachgebrauch in der Kommunikation mit anderen. Notieren Sie den Wortlaut so genau wie möglich und versuchen Sie sich im Analysieren der Hinweise, die wir in diesem Abschnitt vorgestellt haben. Welche fallen Ihnen besonders auf? Wo können Sie Unterschiede in der imperativischen Aufladung feststellen? Versuchen Sie zu den subjektiven Imperativen, die Sie bei sich entdecken, die entsprechenden Subkognitionen zu formulieren.

**Übung zu Konfliktumgehungsstrategien**
Nehmen Sie sich die Liste der Konfliktumgehungsstrategien vor. Welche davon kennen Sie von sich selbst? Denken Sie an verschiedene konkrete Situationen aus Ihrem Alltag und führen sie sich wie Filmaufnahmen vor Augen. Können Sie erkennen, zu welchem Zeitpunkt Sie die Konfliktumgehungsstrategie anwenden? Spüren Sie in sich hinein, wie es Ihnen in der Situation ging. Was ging Ihnen durch den Kopf? Wie hat es sich körperlich angefühlt? Verbinden Sie diese Situation mit einem Bild, einem Ton, einem Gefühl?

**Übung zur Psychotonus-Skala**
Gehen Sie die einzelnen Stufen der Psychotonus-Skala durch und überlegen Sie, welche der Stufen Sie selten erleben und welche oft. Fallen Ihnen Beispiele ein, die für Sie typisch sind? Beobachten Sie sich in den nächsten Tagen und ordnen Sie Ihr inneres Erleben von unterschiedlichen Situationen den Stufen zu. Was ging Ihnen in den jeweiligen Situationen durch den Kopf?

## Übung zu Imperativverletzungskonflikten

Kennen Sie aus Ihrem Alltag Imperativverletzungskonflikte? Versuchen Sie, diese Situationen den unterschiedlichen Konflikttypen zuzuordnen.

## Der »Stresstest« (einige Sekunden)

Spüren Sie eine Weile in Ihren Körper hinein und fragen Sie sich: Wie fühlen Sie sich? Wo ist Ihr Körper entspannt? Wo ist er angespannt? Achten Sie dabei auf Ihre Atmung.

## Gedankliches Pakete-Packen (ein paar Minuten)

Diese Übung können Sie nutzen, wenn Sie Ihre Gedanken oder auch Gedankenkreise ordnen möchten. Die Idee ist, dass Sie sich mit den einzelnen Gedanken beschäftigen, die Ihnen durch den Kopf gehen und Sie in Pakete packen oder sich mit Ihnen für einen späteren Zeitpunkt verabreden. Gehen Sie ganz in Ruhe Gedanken für Gedanken durch und schauen Sie, wie Sie am besten mit den verschiedenen Themen verbleiben möchten. Wenn es Sie beruhigt, können Sie sich nach der Übung Notizen machen.

## KAW-Übungen 1 bis 3: Sehen, Hören und Spüren (jeweils 2 Minuten)

### Woche 1: Konstatieren

Dies ist die Grundübung, in der Sie sich mit der Haltung der oben beschriebenen Wahrnehmung vertraut machen: registrierend, nicht-wertend, passiv, fokussiert und gleichzeitig weitgestellt.

Suchen Sie sich einen Gegenstand im Raum oder auch außerhalb des Raumes und versuchen Sie diesen Gegenstand oder einen Teil des Gegenstandes für zwei Minuten konstatierend aufmerksam wahrzunehmen. Achten Sie darauf, dass der Gegenstand sich in einer Position und in einem Abstand befindet, der es Ihnen ermöglicht, entspannt und in einer angenehmen Haltung hinzusehen. Entsprechend können Sie auch mit anderen Sinneswahrnehmungen verfahren.

## Übungen zur Introvision

### Woche 2: Eng- und Weitstellen

Mit dieser Übung trainieren Sie den Wechsel zwischen enggestellter und weitgestellter Aufmerksamkeit. Zum einen hilft die Übung dabei, ein schärferes Bewusstsein für den eigenen aktuellen Zustand zu bekommen. *»Nehme ich gerade eher weit- oder enggestellt wahr?«* Zum anderen ermöglicht die Übung einen gezielten und willentlich gesteuerten Wechsel zwischen den beiden Zuständen. Dies kann dabei helfen, schneller aus dem Tunnel wieder herauszukommen oder sich wieder besser fokussieren zu können. In Bezug auf Kopfschmerzen und Migräne ist es ein wichtiges Training, von dem Schmerz aus weitstellen zu können, also ihn loszulassen, anstatt sich enggestellt auf ihn zu fokussieren.

Suchen Sie sich wieder einen Gegenstand im Raum oder auch außerhalb des Raumes, zu dem Sie in den nächsten zwei Minuten immer wieder mit Ihrer Aufmerksamkeit zurückkehren möchten. Ausgehend von diesem Gegenstand versuchen Sie nun, Ihren gesamten Sichtradius wahrzunehmen. Von hier aus versuchen Sie nun, abwechselnd zu Ihrem Gegenstand zu schauen (enggestellt) und dann wieder den Blick zu öffnen, um Ihr gesamtes Sichtspektrum (weitgestellt) wahrzunehmen. Auch diese Übung können Sie mit anderen Sinneswahrnehmungen durchführen.

### Woche 3: Weitstellen mit konstantem Fokus

Diese Form der Wahrnehmung wenden Sie bereits häufig im Alltag an, und zwar ganz automatisch, z. B. wenn Sie im Straßenverkehr unterwegs sind oder beim Gehen eine SMS schreiben. Falls Sie dabei nicht ständig Kollisionen erleben, was wir nicht annehmen, haben Sie wahrscheinlich Ihre Wahrnehmung weitgestellt, während Sie gleichzeitig einen konstanten Fokus auf das richten, was aktuell vor Ihnen ist oder mit dem Sie sich im Vordergrund beschäftigen. Auch diese Übung hat einen sehr praktischen Nutzen im Umgang mit Schmerzen, da sie auch dazu genutzt werden kann, vom Zentrum eines Schmerzes aus weitzustellen. Während ich mit der Aufmerksamkeit beim Fokus bleibe, wirkt dies z. B. bei Verspannungen positiv, da hier eine stärkere Durchblutung zur Reduktion der Verspannung führen kann.

Suchen Sie sich wieder einen Gegenstand im Raum oder auch außerhalb des Raumes, den Sie für die nächsten zwei Minuten im Fokus Ihrer Aufmerksamkeit behalten möchten. Bei dieser Übung geht es nicht mehr darum, zwischen eng und weit zu wechseln, sondern weitgestellt wahrzunehmen und dabei gleichzeitig den Fokus auf einem Gegenstand zu behalten. Stellen Sie sich eine Bühne vor: Im Fokus Ihrer Aufmerksamkeit sehen Sie den Hauptdarsteller. Gleichzeitig nehmen Sie wahr, was drumherum noch sichtbar ist, etwa das Bühnenbild, andere Darsteller, die Vorhänge, die Köpfe anderer Zuschauer vor Ihnen. Achten Sie darauf, dass Sie den Gegenstand, auf den Sie Ihren Blick fokussieren, entspannt und in einer angenehmen Haltung ansehen können. Versuchen Sie nun, diesen Gegenstand im Zentrum Ihrer Aufmerksamkeit zu behalten, während Sie gleichzeitig Ihren gesamten Sichtradius wahrnehmen.

### *Woche 4: KAW 4 – auf der gedanklichen Ebene (3 bzw. 1,5 Minuten)*

#### *»Das Zentrum des Angenehmen«:*
Hier begeben wir uns auf die mentale bzw. gedankliche Ebene der KAW-Übungen. Für den Einstieg nutzen wir die positive Variante und schauen uns mit der in Übung 1 bis 3 erlernten konstatierenden Haltung ein angenehmes Erlebnis an. Schritt für Schritt wird versucht herauszufinden, was an der Situation das Zentrum des Angenehmen ist, also was diesen Moment im Kern zu so einem angenehmen Ereignis gemacht hat. Die Übung ist ein »Erholungstrip«, den Sie jederzeit für sich nutzen können, um sich etwas Gutes zu tun.

#### *»Das Zentrum des Unangenehmen«:*
Diese Übung ähnelt der vorigen, nur dass es hier um eine unangenehme Erinnerung geht. In dem Moment, in dem eine unangenehme Erinnerung konstatierend aufmerksam wahrgenommen wird und das Zentrum des Un-

angenehmen erforscht wird, nähern wir uns häufig schon den Kernthemen. Daher ist es hier besonders wichtig, immer wieder an das Weitstellen zu denken, um nicht im Tunnel zu landen.

**KAW bei leichten Kopfschmerzen oder wenn sich eine Attacke ankündigt (nach Bedarf)**
KAW bei »leichteren« Kopfschmerzen (nicht bei akuter Attacke!): Was genau spüre ich? Wo fühle ich das? Wo ist das Zentrum der Kopfschmerzen oder der Verspannung? Von da aus immer wieder weitstellen, eventuell im Rhythmus des Atems. Beim Weitstellen auch gern einmal aus dem Körper heraus spüren. Wie nehme ich den Raum um mich herum wahr? Wie kann ich den Schmerz und die Anspannung loslassen und in den Raum um mich fließen lassen?

**Mini-Introvision (ein paar Sekunden)**
*»Es kann sein, dass ...«* ist ein wichtiger Satz. Probieren Sie Folgendes aus: Immer wenn Sie das Gefühl haben: *»Das darf auf keinen Fall sein!!!«*, formulieren Sie den Gedanken um und sagen zu sich selbst: *»Es kann sein, dass ...«* Was verändert sich dadurch für Sie? Wir machen immer wieder die Erfahrung, dass diese Form der Mini-Introvision in vielen Situationen hilft, einen anderen Blickwinkel einzunehmen.

# Anmerkungen

### Einleitung: Warum Introvision bei Kopfschmerzen?

1 Evers et al. (1997); Sohn et al. (2016); Goadsby et al. (2017).
2 Atchley et al. (2016).
3 Zeidan et al. (2015).
4 Herwig et. al. (2010).
5 Buth (2008); zur Übersicht: https://www.introvision.uni-hamburg.de/forschung.html.
6 Pape (2008); Pereira Guedes (2011).

### Introvision: Die Kunst, innere Konflikte aufzulösen

7 Siegel (2007), S. 84.
8 vgl. Wagner, Kosuch, Iwers-Stelljes (2016), S. 103f.
9 vgl. Pape (2009).
10 Buth (2009), S. 169.
11 http://www.dmkg.de/files/dmkg.de/patienten/Kalender/Kopfschmerzkalender_Neu_2011.pdf.
12 vgl. Wagner (2007), S. 55.

Anmerkungen

13 vgl. Wagner, Kosuch, Iwers-Stelljes (2016), S. 44.
14 vgl. Wagner (2007), S. 133.
15 vgl. Wagner, Kosuch, Iwers-Stelljes (2016), S. 26.

## Konstatierendes Aufmerksames Wahrnehmen: Wie man lernt, die Dinge zu sehen, wie sie sind

16 Shafy, S. 33.
17 Gendlin (2002).
18 Kabat Zinn (2013).
19 Ott (2010).
20 http://www.mentaltraining-hypnose.de/hypnose-therapie-frankfurt/hypnosetherapie-beschwerden/hypnosetherapie-migraene.html (Zugriff am 20.11.2016).
21 Wagner (2011).
22 Lally et al. (2010).
23 Ebers (2002).
24 Pereira Guedes (geb. Pape) (2011).

## Kopfschmerzen aus medizinischer Sicht

25 Steiner et al. (2014).
26 Alstadhaug et al. (2012).
27 Sjaastad et al. (2006).
28 Evers (2014).
29 oadsby et al. (2017).
30 Gormley et al. (2016).
31 Evers et al. (1997); Sohn et al. (2016).
32 Goadsby (2000).

## Anmerkungen

33 Weiller et al. (1995).
34 Schulte, May (2016).
35 Hadjikhani et al. (2001).
36 Akerman S, Holland PR, Goadsby PJ: »Diencephalic and brainstem mechanisms in migraine«, in: *Nat Rev Neurosci*, 2011; 12:570-584.
37 Kurth et al. (2012).
38 May, Schulte (2016).
39 Schmidt-Wilcke et al. (2005).
40 Bezov (2011); Fernández-de-las-Peñas 2007).
41 Supornsilpchai et al. (2010); Johnson et al. (2013).

# Weiterführende Informationen

Wenn Sie sich genauer über die Methode Introvision oder über neue Entwicklungen und Forschungen in dem Bereich informieren möchten, finden Sie nachfolgend nützliche Hinweise; beachten Sie auch das anschließende Literaturverzeichnis.

## Buchempfehlungen

Zum Weiterlesen empfehlen wir Ihnen folgende Standardwerke zur Introvision:

*Introvision. Problemen gelassen ins Auge schauen. Eine Einführung* (Stuttgart: Kohlhammer 2016)
Das Praxisbuch von Angelika C. Wagner, Telse Iwers-Stelljes und Renate Kosuch aus dem Jahr 2016 eignet sich gut für Menschen, die sich noch ausführlicher und praxisnah mit der Introvision beschäftigen möchten.

*Gelassenheit durch Auflösung innerer Konflikte. Mentale Selbstregulation und Introvision*. 2., vollständig überarbeitete und erweiterte Auflage. (Stuttgart: Kohlhammer 2011)
In dem Grundlagenwerk von Angelika C. Wagner von 2011 können Sie alles zur Entstehung sowie zur Theorie und Praxis der Introvision nachlesen.

Weiterführende Informationen

## Websites mit aktuellen Informationen

Unter http://www.introvision.de/ finden Sie regelmäßig Neuigkeiten und Informationen zu Introvision, die auch im Blog unter http://www.introvision.de/blog/ von Introvision e.V. veröffentlicht werden.

Auf der Website des Netzwerk Introvision http://www.netzwerk-introvision.de/ finden Sie Infos zu den Aktivitäten des Netzwerks und im Downloadbereich das Kopfschmerztagebuch als Datei zum Herunterladen.

## Beratung, Coaching oder Training in Introvision

Wenn Sie sich auf die Suche nach Beratung, Coaching oder Training in Introvision machen, beachten Sie bitte, dass Introvision kein geschützter Begriff ist. Die Forschungsgruppe Introvision hat sich bewusst dagegen entschieden, die Methode rechtlich durch Marken oder Patente schützen zu lassen. Die Methode wurde an Universitäten entwickelt und erforscht, und es ist nicht im Sinne der Begründerinnen der Introvision, die Forschung durch eine Patentierung einzuschränken oder zu behindern. Daher ist der Markt offen und manche Anbieter verfügen über keine qualifizierende Ausbildung für Introvision.

Um die Qualität von Introvisionsangeboten zu gewährleisten, bildet die Forschungsgruppe Introvision zusammen mit Introvision e.V. Introvisionsberaterinnen und -berater nach den Qualitätsrichtlinien des Introvision e.V. aus. Die Absolventen finden Sie auf der Website des Introvision e.V. (http://www.introvision.de/service/). Wenn Sie in Ihrer Region nicht fündig werden, schreiben Sie an kontakt@introvision.de, um bei der Suche nach den passenden Beraterinnen oder Beratern unterstützt zu werden.

# Weiterführende Literatur

## Introvision und KAW

Buth, B. (2009): »Die Anwendung von Introvision zur Verringerung der Belastung durch Tinnitus und Verbesserung der Hörfähigkeit«. In: Iwers-Stelljes, T. (Hrsg.): *Prävention – Intervention – Konfliktlösung. Pädagogisch-psychologische Förderung und Evaluation.* Wiesbaden: Verlag für Sozialwissenschaften, S. 169–182

Buth, B. (2012): *Introvision als Coachingmethode für Tinnitusbetroffene – Eine empirische Studie.* Wiesbaden: Verlag für Sozialwissenschaften

Ebers, A. (2002): *Die Verbesserung des Hörvermögens durch pädagogisch-psychologische Intervention. Ergebnisse eines Forschungsprojektes.* Unveröffentlichte Diplomarbeit. Hamburg: Universität Hamburg, Fachbereich Erziehungswissenschaft

Gendlin, T. G. (2002): *Focusing – Selbsthilfe bei der Lösung persönlicher Probleme.* Reinbek: Rowohlt Taschenbuchverlag

Herwig, U. et al. (2010): »Self-related awareness and emotion regualtion«. *NeuroImage* 50, S. 734–741

Kabat Zinn, J. (2013): *Achtsamkeit für Anfänger.* Freiburg: Arbor Verlag.

Kraus, D. (2016): »Kopfschmerzen oft nur das halbe Leid« http://www.aerztezeitung.de/medizin/krankheiten/schmerz/kopfschmerzen/article/916581/migraene-kopfschmerzen-oft-nur-halbe-leid.html (Zugriff am 18.09.2016)

Kropp, P. et al. (2016): »Entspannungsverfahren und verhaltenstherapeutische Interventionen zu Behandlung der Migräne«, in: *Nervenheilkunde 7–8*. http://www.schattauer.de/index.php?id=187&L=0&schattauer_issue%-5BissueId%5D=2367&schattauer_issue%5BmanuscriptId%5D=26105&-schattauer_issue%5BmanuscriptMode%5D=show&cHash=263f37fb-25625214d3e0405253d1a113 (Zugriff am 02.01.2017)

Lally P. et al. (2010): »How are habits formed. Modelling habit formation in the real world«, in: *European Journal of Social Psychology* 40/6 (http://onlinelibrary.wiley.com/doi/10.1002/ejsp.674/abstract)

Ott, U. (2010): *Meditation für Skeptiker. Ein Neurowissenschaftler erklärt den Weg zum Selbst.* München: O. W. Barth Verlag

Pape, N. (2009): »Introvision als Entspannungsverfahren. Auflösung von chronischen Nackenverspannungen durch Konstatierendes Aufmerksames Wahrnehmen und Introvision«. In: Iwers-Stelljes, T. (Hrsg.): *Prävention – Intervention – Konfliktlösung. Pädagogisch-psychologische Förderung und Evaluation*. Wiesbaden: Verlag für Sozialwissenschaften, S. 228–244

Pereira Guedes, N. (geb. Pape) (2011): »Dauerhafte Auflösung chronischer Nacken-/Muskelverspannungen durch Introvision. Eine empirische Untersuchung einer pädagogisch-psychologischen Intervention zur mentalen Selbstregulation«. Dissertation. http://ediss.sub.uni-hamburg.de/volltexte/2011/5035/pdf/Dissertation_Guedes.pdf

Schubert, C. (2015): *Psychoneuroimmunologie und Psychotherapie* (2. Aufl.). Stuttgart: Schattauer

Schubert, C. (2016): *Was uns krank macht, was uns heilt. Aufbruch in eine neue Medizin.* Munderfing: Fischer & Gann

Shafy, S. (2011): »Wenn die Hirnmasse schrumpft«. *Spiegel Wissen* 1, S. 33.

Siegel, D. J. (2007): *Das achtsame Gehirn.* Freiamt: Arbor Verlag

Tönnies, S. (2008): *Entspannung, Suggestion, Hypnose. Praxisanleitung zur Selbsthilfe und Therapie* (3. Auflage). Kröning: Asanger

Wagner, A. C. (2007): *Gelassenheit durch Auflösung innerer Konflikte. Mentale Selbstregulation und Introvision.* Stuttgart: Kohlhammer

Wagner, A. C. (2011): *Gelassenheit durch Auflösung innerer Konflikte. Mentale Selbstregulation und Introvision* (2. Auflage). Stuttgart: Kohlhammer

Wagner, A. C., Kosuch, R., Iwers-Stelljes, T. (2016): *Introvision. Problemen gelassen ins Auge schauen. Eine Einführung.* Stuttgart: Kohlhammer

## Kopfschmerzen aus medizinischer Sicht

Akerman S. et al. (2011): »Diencephalic and brainstem mechanisms in migraine«, in: *Nature Reviews Neuroscience* 12, S. 570–584

Alstadhaug, K. B. et al. (2012): »Migraine among Norwegian neurologists«, in: *Headache* 52, S. 1369–1376

Atchley R. et al. (2016): »Event-related potential correlates of mindfulness meditation competence«. *Neuroscience* 320, S. 83–92

Bezov, D. et al. (2011): »Pain perception studies in tension-type headache«, in: *Headache* 51, S. 262–271

Evers, S. et al. (1997): »Cognitive processing in primary headache. A study on event-related potentials«, in: *Neurology* 48, S. 108–113

Evers, S. (2014): »Relevance of headache for population medicine. Health care, costs, working loss«, in: *Bundesgesundheitsblatt Gesundheitsforschung Gesundheitsschutz* 57, S. 946–951

Fritsche, G. et al. (2013): »Psychological therapy of migraine. Systematic review«, in: *Der Schmerz* 27, S. 263–274

Fernández-de-las-Peñas C. et al. (2007): »Myofascial trigger points and sensitization. An updated pain model for tension-type headache«, in: *Cephalalgia* 27, S. 383–393

Goadsby, P. J. (2000): »The pharmacology of headache«, in: *Progress in Neurobiology* 62, S. 509–525

Goadsby P.J. et al. (2017): »Pathophysiology of Migraine: A Disorder of Sensory Processing«, in: *Physiological Reviews* 97, S. 553-622

## Weiterführende Literatur

Gormley P. et al. (2016): »Meta-analysis of 375,000 individuals identifies 38 susceptibility loci for migraine«, in: *Nature Genetics* 48, S. 856–866

Johnson, J. L. et al. (2013): »Medication-overuse headache and opioid-induced hyperalgesia. A review of mechanisms, a neuroimmune hypothesis and a novel approach to treatment«, in: *Cephalalgia* 33, S. 52–64

Kurth, T. et al. (2012): »Migraine and stroke. A complex association with clinical implications«, in: *The Lancet Neurology* 11, S. 92–100

Lampl, C. et al. (2003): »One-year prevalence of migraine in Austria. A nation-wide survey«, in: *Cephalalgia* 23, S. 280–286

May, A., Schulte, L. H. (2016): »Chronic migraine. Risk factors, mechanisms and treatment«, in: *Nature Reviews Neurology* 12, S. 455–464

Pape N. (2008): »Introvision als Entspannungsverfahren. Auflösung von chronischen Nackenverspannungen durch Konstatierendes Aufmerksames Wahrnehmen und Introvision«, in: *Gruppendynamik und Organisationsberatung* 2, S. 184–198

Pereira Guedes, N. (2011): »Dauerhafte Auflösung chronischer Nackenverspannungen durch Introvision. Eine empirische Untersuchung einer pädagogisch-psychologischen Intervention zur mentalen Selbstregulation«. Dissertation Universität Hamburg

Roncolato, M. et al. (2000): »An epidemiological study to assess migraine prevalence in a sample of Italian population presenting to their GPs«, in: *European Neurology* 43, S. 102–106

Schmidt-Wilcke, T. et al. (2005): »Gray matter decrease in patients with chronic tension type headache«, in: *Neurology* 65, S. 1483–1486

Schulte, L. H., May, A. (2016): »The migraine generator revisited. Continuous scanning of the migraine cycle over 30 days and three spontaneous attacks«, in: *Brain* 139, S. 1987–1993

Sjaastad, O. et al. (2006): »Migraine with aura. Visual disturbances and interrelationship with the pain phase. Vågå study of headache epidemiology«, in: *The Journal of Headache and Pain* 7, S. 127–135

## Weiterführende Literatur

Sohn, J. H. et al. (2016): »Differences in central facilitation between episodic and chronic migraineurs in nociceptive-specific trigeminal pathways«, in: *The Journal of Headache and Pain* 17, S. 35

Steiner, T. J. et al. (2014): »The impact of headache in Europe: principal results of the Eurolight project«, in: *The Journal of Headache and Pain* 15, S. 31

Supornsilpchai, W. et al. (2010): »Cortical hyperexcitability and mechanism of medication-overuse headache«, in: *Cephalalgia* 2010; 30: 1101-1109

Wagner, A. C. (2011): *Gelassenheit durch Auflösung innerer Konflikte. Mentale Selbstregulation und Introvision.* Stuttgart: Kohlhammer.

Weiller, C. et al. (1995): »Brain stem activation in spontaneous human migraine attacks«. *Nature Medicine* 1, S. 658–660

Zeidan, F. et al. (2015): »Mindfulness Meditation-Based Pain Relief Employs Different Neural Mechanisms Than Placebo and Sham Mindfulness Meditation-Induced Analgesia«, in: *Journal of Neuroscience* 35, S. 15307–15325

# Über die Autorinnen

## Monika Empl

Dr. med. Monika Empl ist Fachärztin für Neurologie und Introvisionsberaterin. Sie studierte Medizin in München an der Ludwigs-Maximilians-Universität (LMU) und Montreal, Kanada.

Seit Beginn ihres beruflichen Werdegangs spezialisierte sie sich klinisch und wissenschaftlich auf Schmerzen und Kopfschmerzen. Sie arbeitete über viele Jahre an der Neurologie des Klinikums Großhadern der LMU mit zwei längeren Forschungsaufenthalten in Basel und London. In London war sie am National Hospital for Neurology and Neurosurgery tätig unter dem international führenden Kopfschmerzexperten Prof. Peter J. Goadsby.

Seit 2016 ist sie in eigener Praxis in München niedergelassen.

## Petra Spille

Dipl. Sportwiss. Petra Spille absolvierte ihr Studium der Sportwissenschaft, Pädagogik und Psychologie an der Universität Hamburg. Seitdem ist sie mit dem einen beruflichen Standbein freiberuflich als Introvisionsberaterin tätig, Mitbegründerin des Netzwerks Introvision, Mitglied der Forschungsgruppe »Introvision als Methode der mentalen und emotionalen Selbstregulation« (Universität Hamburg) und Gründungsmitglied des Introvision e.V.

Zusammen mit Sonja Löser leitet sie seit 2014 die Qualifizierungskurse des Weiterbildungsstudiengangs Introvisionsberatung (Universität Hamburg).

Mit dem zweiten beruflichen Standbein geht Petra Spille seit 2010 als selbständige Café-Besitzerin ihrer Leidenschaft zum Kaffee nach.

## Sonja Löser

Dipl. Päd. Sonja Löser studierte Erziehungswissenschaft und Psychologie.

Seit der Ausbildung zur Introvisionsberaterin bei Angelika C. Wagner arbeitet sie als Beraterin und Coach mit der Methode Introvision. Sie hat die Qualifizierungskurse Introvision an der Universität Hamburg aufgebaut, wo sie seit 2014 gemeinsam mit Petra Spille professionelle Coaches und Trainer in der Beratungsmethode Introvision ausbildet.

Zusammen mit Petra Spille gründete Sie das Netzwerk Introvision, ist Mitglied der Forschungsgruppe Introvision sowie Mitbegründerin des Introvision e.V.

Egal ob sie mit Privatpersonen oder in Firmen arbeitet, sie ist immer wieder von der Introvision angetan, die den Menschen hilft, klarer zu sehen, ihre Ressourcen zu entdecken und besser für sich zu sorgen.